实用皮肤与形体美容

主编　陈友义　黄黎珊

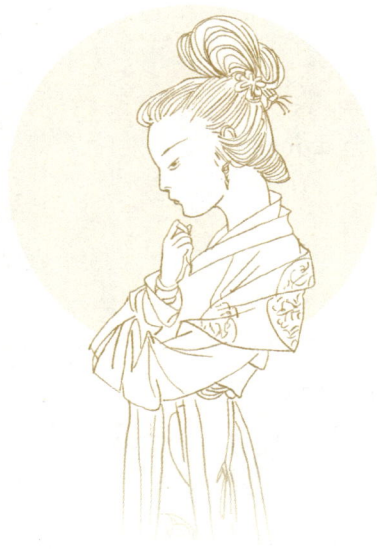

全国百佳图书出版单位

中国中医药出版社

·北 京·

图书在版编目（CIP）数据

实用皮肤与形体美容/陈友义，黄黎珊主编.—北京：中国中医药出版社，2022.10

ISBN 978 – 7 – 5132 – 6117 – 3

Ⅰ.①实…　Ⅱ.①陈…②黄…　Ⅲ.①皮肤—美容术②体形—美容术　Ⅳ.① R622 ② R751

中国版本图书馆 CIP 数据核字（2022）第 121681 号

中国中医药出版社出版

北京经济技术开发区科创十三街 31 号院二区 8 号楼

邮政编码　100176

传真　010-64405721

三河市同力彩印有限公司印刷

各地新华书店经销

开本 710×1000　1/16　印张 15.5　字数 227 千字

2022 年 10 月第 1 版　2022 年 10 月第 1 次印刷

书号　ISBN 978 – 7 – 5132 – 6117 – 3

定价　79.00 元

网址　www.cptcm.com

服 务 热 线　010-64405510

购 书 热 线　010-89535836

维 权 打 假　010-64405753

微信服务号　zgzyycbs

微商城网址　https://kdt.im/LIdUGr

官 方 微 博　http://e.weibo.com/cptcm

天猫旗舰店网址　https://zgzyycbs.tmall.com

如有印装质量问题请与本社出版部联系（010-64405510）

编委会

前　言

　　《实用皮肤与形体美容》凝练中西医学皮肤与形体美容最实用的理论知识、技术方法与临床应用，内容涉及皮肤与形体的基础理论、基础皮肤类型的保养、常见面部皮肤损容性疾病与症状的防治及头发与形体的美容保健四大模块。本书突出的特点是将中西医学美容与生活美容的理论与实践有机整合，与美容中医科、美容皮肤科、美容院的主要工作范围及美容家庭护理十分契合，具有很强的指导性。为此，在编写上力求做到系统完善、条理清晰、联系实际并通俗易懂，将中西医学理论融会贯通来认识人的皮肤，将中西医的优势手段加以互补，将皮肤和形体美容适用的技术方法、诊疗体系和临床经验予以细化，使之能够学以致用。因此，本书充分体现了实用性、专业性、科普性和指导性，既满足美容医学专业人员学习与参考的需求，又能满足生活美容技师学习提升医学美容知识和专业技能的需求，同时对爱美人士、求美者的日常美容护理也有很好的指导作用，受众面广，实用性强。

　　福建中医药大学中医美容学科成立于 1999 年，自 2000 年开始招收培养专科、本科、硕士学历中医美容人才以来，美容教研室已担任了 20余届美容专业课程的教学工作，经历了多轮教学计划、课程设置和教学大纲的修订，参与编写和组织编写了多部美容教材，因此积累了丰富的皮肤美容和中医美容课程的教学经验。在长期的教学实践中我们发现，学生在学习了诸如"美容皮肤科学""美容化妆品学""美容药物学""医疗美容

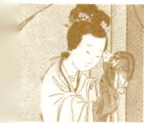

技术""中医美容学"等相对独立的医学美容课程之后，还缺乏中西医学美容理论融合指导应用能力，理论、技术方法与临床实践贯穿应用能力。因此，我们感到有必要将相关中西医学美容课程整合提炼为一部融合性、指导性、实践性、实用性强的皮肤与形体美容的综合性课程，于是着手编写《实用皮肤与形体美容》课程教材。本教材的定位与目标是：提供专业性、科普性、实用性、融合性的中西医学皮肤与形体美容的系统理论知识、技术方法，尤其是提升学生的实践能力和美容医生的综合能力。

《实用皮肤与形体美容》课程的视频教学已经在超星学银在线平台上线。出版《实用皮肤与形体美容》教材，是对我们以往理论研究、临床实践和教学经验的提升和凝练，希望能成为广大读者真正实用的、喜欢的美容教材。另外，由本教学团队编写的、2017 年出版的《医学美容应用技术技能实训教程》一书，可作为本课程的技能实训指导用书。

由于编者水平有限，书中难免有不足之处，恳请广大师生和读者指正。

编者

2022 年 6 月

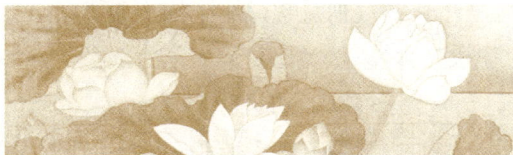

目录

第一章 概论

1

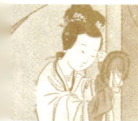

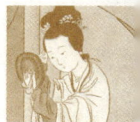

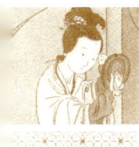

实用皮肤与形体美容

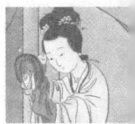

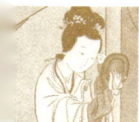

实用皮肤与形体美容

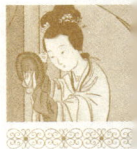

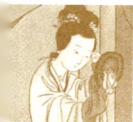

第四章　头发与形体的美容保健

実用皮肤与形体美容

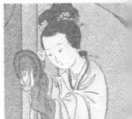

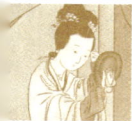

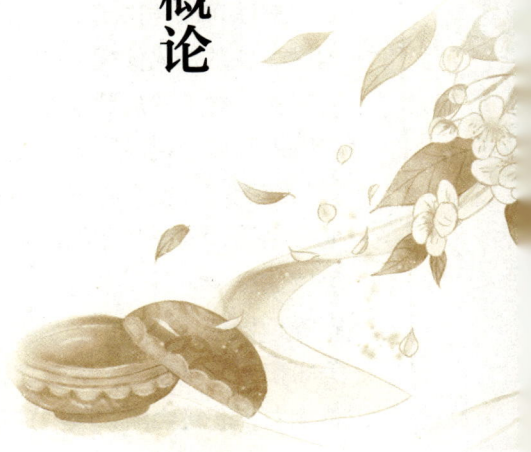

第一章

概论

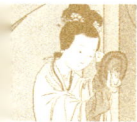

第一节
皮肤与形体的审美功能

一、皮肤的审美功能和审美地位

皮肤可以传递美感信息，使人产生美感，具有审美功能。从医学美学角度，皮肤是人体最大的和最引人注目的审美器官，是人体美感的第一感知对象，健美的皮肤能给人以强烈的美感反应。皮肤审美的元素主要由肤质的细腻度、色泽、紧致度、油湿平衡度、洁净度以及皮肤存在的损容性症状或疾病等要素构成。健美的皮肤以其细腻光滑、色泽亮丽、紧致、水油分平衡、洁净无瑕而富有质感和活力，向审美主体传递耐人寻味的生命美感信息，可以从多方位刺激审美主体，产生审美愉悦、欣赏、爱护、性感等积极感应。同时，健美皮肤又是生命充满活力的体现，标志着健康、美丽和自信。反之，失去了健美的皮肤不仅不能给人带来皮肤美的愉悦和感染力，而且会给人的心理带来不良影响。

古人把健美的皮肤描述为"冰肌""玉肤""凝脂"等，又云："一白遮千丑"，还有人说"皮肤是人体的自然外衣"，可见人们对皮肤的审美情有独钟，对皮肤的健美酷爱，这说明了皮肤美丽带给人美感冲击的强烈性。皮肤美是容貌美审美的元素之一，容貌美的元素包含了五官结构、面型、皮肤、头发四大要素。若皮肤不好，则姣好的五官和面型也会因失去皮肤的支撑而颜值大降。因此，皮肤美在人体审美中占据的地位十分重要。

二、皮肤的美学特点

1. 皮肤的美感信息具有多样性来源，主要由视觉美感、触觉美感和嗅觉美感的感受构成。皮肤白里透红、亮泽细腻是视觉美感，皮肤光滑、富

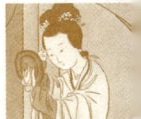

有弹性是触觉美感，体香是嗅觉美感。

2. 文质美的综合表现功能是皮肤美学的突出特点。皮肤"文美"指通过外在的化妆、文刺等修饰及应用护肤品产生的美感。皮肤"质美"指皮肤本身的结构、质地、色泽、温度、气味等的健康美。在对待皮肤"文美"与"质美"孰轻孰重的审美认知问题上，我们提倡注重皮肤的自然质美，即皮肤健康美。

3. 皮肤美与整体气质美、形态美、健康美具有关联性，即形美与神美的关联。皮肤的紧致性、细腻度、色泽，以及面部的皱纹、色斑、粉刺等都会影响到人整体的气质美、形态美、健康美的观感，如皮肤光泽通透给人以健康活力印象；皮肤油腻、毛孔粗大、坑洞瘢痕给人以粗犷印象；肤色暗晦、黑斑给人以病态印象；皮肤白皙细腻给人以儒雅或文弱印象；皮肤皱纹、松弛下垂、眼袋、黑眼圈给人以苍老印象等。

4. 皮肤审美标准具有普遍性与特异性的特点。虽然在皮肤的颜色、斑点等方面的美学标准在不同国家、民族、地区，甚至在不同的历史时期、文化背景、审美修养和不同阶层的人群之间都存在差异，但在皮肤光滑、细腻、富有弹性、没有皱纹等皮肤的健美标准与追求目标上是大多数人趋同的。

三、皮肤状态与身心的关联

身心健康是皮肤健美的生理基础，皮肤与身体是一个有机整体，皮肤的状态是身体内在健康状态的外在反映与标志，正如中医所说，"有诸内必形诸外"。皮肤的结构与功能蕴含人生命的本质力量，反映人生命的外在活力，应该说皮肤的结构美与功能美是审美对象的感性形式和健康与精神内涵的完美统一。健美的皮肤说明人体在组织结构、生理功能和社会适应等方面均处于健康状态，皮肤状态不佳及存在皮肤病说明身体处于亚健康或疾病状态。

心理状态与皮肤状态之间存在相互影响。美好的心理状态，会促使人体皮肤的微循环被激活，而显得皮肤红润光泽，富有弹性，充满生命活力，给人美好的生命体验；反之，焦虑、愤怒、烦躁、抑郁等不良心理状

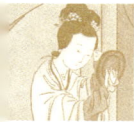

态，会影响皮肤的健康状态，产生皮肤晦暗无光、干燥无华、色斑、瘙痒等表现。另一方面，良好的皮肤状态因为让人赏心悦目，而使人精神愉悦，自信振奋。

由于皮肤状态与身心健康存在密切的关联性，皮肤状态的表征是内在健康与精神心理状态的重要反映与诊断信息。因此皮肤不仅具有审美功能，而且具有诊断功能。

四、皮肤的审美观与皮肤审美的观察范围

（一）皮肤的审美观

所谓审美，指的是主体（人）对客观事物的审美意识，是人们在社会实践中逐步积累起来的审美情感、认识和能力的总和。它包括审美感受、审美趣味、审美观念、审美能力和审美理想等内容。审美观是一个人以一定的审美观点、审美态度，运用相应的审美方法对人体、自然景观、社会生活、文学艺术等进行审美活动的总称，是一个人审美情趣和审美理想的集中表现。

从医学美学角度来看，人体审美首先要求健康与美的和谐统一。健康是人体美的基础，如果人体生理功能异常，会直接影响到外在的容貌美，并有可能形成容貌的生理缺陷，继而又会引发心理问题，从而影响人体整体美感。对于皮肤的审美观，大体上可将人体皮肤的审美观归纳为整体观和健康观两个基本观点。

1. 整体观皮肤审美

人体审美最基本的观察是局部与整体观察，但更强调整体观察。皮肤是人体重要组成部分，对皮肤之美的审美观点，不能只关注局部，更应关注皮肤的整体及皮肤与身体的整体性。因此，对皮肤的审美观察要求审美主体对皮肤审美对象（客体）进行整体性观察和整体性认识。例如，在观察女性面部色素痣时，需观其位置对面型、气质的修饰作用，对于面型与气质有良好修饰作用的色素痣，只要没有健康风险的，一般不予点除，否则则建议予以点除；又如对于黄褐斑色素皮损的治疗效果，不仅观察其色

斑的淡化，还要观察其面部整体色泽与皮肤健康的变化；再如观察皮肤的外在状态及其变化，需与身体的内在状态及其变化相联系。

2. 健康观皮肤审美

医学美学认为，人体之美是建立在健康基础上的一种美的最高形态。皮肤美是人体美的重要组成部分，也应建立在健康观基础上，达到健康与美的和谐统一，方能显现皮肤的健美状态。中医美学思想重"质美"而轻"文美"，即相较于化妆修饰的美化，更加重视皮肤自然散发的健康活力美。因此在实践中医生也十分强调不要让化妆损害了皮肤健康。

（二）皮肤审美的观察范围

皮肤审美观察的范围除全身皮肤外，还包括毛发、甲、唇与表露的血管等，面部皮肤与头发是皮肤审美观察的核心。观察时既审视皮肤体系的健美标志，如皮肤细腻、亮泽、紧致，头发润泽、柔顺、坚韧等；又审视皮肤体系的损美标志，如皮肤毛孔粗大、皱纹、色斑、痤疮、皮屑、扁平疣、睑黄瘤、汗管瘤、皮脂腺瘤、色素痣等损容性皮损和头发枯燥、稀少等。

五、形体的审美功能

人体美包括容貌美、体型美、肤发美、姿态美、神韵美、气质美等审美范畴。

形体审美主要指体型与容貌的审美，遵循比例协调、对称均衡、曲线、立体等形式美以及阴柔阳刚等审美规则。

体型美也称身材美。体型审美的元素主要由身材比例、曲线、胸围、腰围、臀围、四肢匀称等要素构成，体型美越来越受到人们的重视。通常，以颈长，个头较高，胖瘦适中，四肢匀称，下肢较长，男性身材魁梧、肩宽阳刚，女性身材苗条而凹凸有致、胸高臀翘腰细、曲线优美阴柔等特征，为现代人普遍认同的形体审美标准与追求目标。

容貌美的元素主要由五官、头型、面型的构型及其比例和颜面皮肤的质美等要素构成，容貌具有突出的审美功能，是人体审美的重头戏。通常

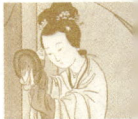

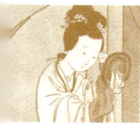

以五官立体，头面型男性方正、女性椭圆，颜面皮肤细腻等特征为容貌美的标志。

六、人体美的价值

美与美学的内涵十分广袤而深邃，美学涉及人体美学、医学美学、艺术美学、运动美学、文学美学、建筑美学等。人作为审美对象，不仅可以展示人的形态美，而且可以展示人的气质美、心灵美，具有丰富而重要的美学内涵和审美意义。医学美容学科主要在增进人的形态美的同时，也将增进人的气质美、心灵美贯穿其中。"物"的美，来源于视觉的直接观感，以形式审美为主。而人的美，除了眼睛看到的人外表的"物美"以外，还会感受到气质美（风度、修养、文化底蕴、言谈举止等）和彼此交往中内在的心灵美（品行美、人格美、灵魂美）。外表美能令你心醉一时，而心灵美却能令你感动一世。因此，我们在追求人的皮肤美、形体美的同时，还要注重人的心灵美。"爱美之心人皆有之"，这句话说明了人对美的事物具有偏爱的普遍共性。人和事物的美可以令人愉悦，产生正能量，同时也有益于身心健康。

美容是人的精神生活和精神追求。当今在物质生活满足之下，人们对精神生活的追求更加迫切，健康与美容成为百姓生活关注和消费的焦点。世界卫生组织在一份关于"理想的未来医学模式"的声明中强调，提高"肉体及精神"两方面的生活质量是 21 世纪人类努力的方向，而美容正是践行提高人的精神生活质量。党的十八大开始将健康中国、美丽中国提升到重要位置，这不仅体现国民的健康与美丽是建设富强中国、文明社会的基石，而且蕴含美容与健康产业是未来国民经济的重要支柱产业，而人的美丽是美丽中国的核心组成。

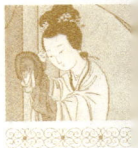

第二节
皮肤的结构及其生理病理与美容

一、皮肤结构概况

（一）皮肤范围与面积

皮肤覆盖于人体体表，在口、鼻、肛门、尿道口及阴道口等处与体内官腔黏膜相连接。总面积为 $1.5 \sim 2m^2$，约为两乳头和脐连线三角形面积的 7 倍，是人体面积最大的器官。

（二）皮肤重量

表皮与真皮的重量约占人体总重量的 5%，若包含皮下组织可达体重16%，是人体最大重量的器官。

（三）皮肤厚度

不含皮下组织，皮肤的厚度为 $0.5 \sim 4mm$，全身平均约为 2mm。不同部位皮肤厚度差别较大，掌跖部最厚，眼睑、外阴和乳房部最薄，躯干和四肢外侧较厚，面部和四肢内侧较薄。

皮肤厚度与皮肤健美有较密切的关系。表皮角质层、透明层、颗粒层的厚薄及皮肤表面的散射现象可以影响肤色。若角质层和颗粒层较厚，则透光性差，皮肤会偏黄；若皮肤较薄，透光率较大，可折射出血管内血色素而透出红色来，肤色会较红，或者出现毛细血管浮现。当皮肤太薄，对外界环境的抵抗力减弱，则导致皮肤敏感性增加。颜面部最薄的位置是眼皮与眼周，此处是最容易出现皱纹和过敏的地方。因此，皮肤美容应当保持适宜的皮肤厚度，可适当进行皮肤去角质的护理，使皮肤色泽红润通

7

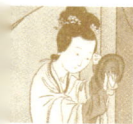

透，表面光滑、细腻，但又不能过度破坏角质层，还应维持皮肤的正常结构及屏障功能。

皮肤的厚度与年龄、性别也有关。老年人皮肤薄，女性皮肤比男性薄，因此，老年人与女性的皮肤更容易敏感、干燥。

（四）皮肤色泽

1. 皮肤颜色

皮肤颜色因种族不同而有白、黄、黑、红等差异。此外，年龄、性别、部位的不同，也会引起皮肤颜色的差异。如新生儿皮肤较红，而后转白；男性较女性色素深；乳晕、外阴部位色素较深。

正常肤色由三种色调构成：黑色——取决于黑素颗粒多少；黄色——取决于角质厚薄、组织中的胡萝卜素及胆红素含量；红色——其隐现或呈现程度与微血管疏密及血流量、血液浓度及皮肤通透度有关。

2. 皮肤透明度

皮肤具有一定的透明度。透明度高则肤色鲜艳、亮丽。透明度与诸多因素有关，包括角质层、表皮的厚度及性质，表皮内黑素量，真皮内含水量，皮下脂肪量以及睡眠、身体状况等。

3. 皮肤色泽

色泽含颜色与光泽、透明度元素，皮肤色泽与健康状态息息相关。中医面色望诊，不仅观察颜色而且观察气色，气色即光泽度、透明度。中医认为，不论皮肤颜色或白或黑或红或黄，只要有光泽就是健康的色泽，而缺乏光泽、气色不华的则是不健康的色泽。如，红润光泽的肤色是健康的体现，是人体脏腑气血功能调和，阴阳平衡，生命活力的外在反映；肤色苍白与血亏有关，可因失血、思虑伤及心脾、脾失健运、营养不良等所致；黄气可因脾虚、气血虚、肝阴虚、肝失疏泄、湿热等引起；暗黑气与肾虚、阳虚、气血瘀滞有关；青紫气与肝郁、血瘀有关。

（五）皮肤反光性

皮肤具有一定的反光性，肤色越白反光性越强。女性皮肤反射率高于男性 5% ～ 6%。

（六）皮肤表面外观结构形态

皮肤表面肉眼可见的外观结构形态包括皮沟、皮嵴、皮野、皮纹、皮肤皱褶线等，统称皮肤纹理。皮沟是由真皮纤维束排列的牵拉而形成的细小沟纹。皮嵴是皮纹网状分布网格中略隆起的皮肤。皮野是指由皮沟与皮嵴构成的三角形、菱形或多角形的皮肤纹理特征的皮肤区域。手掌背皮肤的皮野纹理形态最为典型、最容易观察。皮纹一般专指指（趾）纹，呈涡纹状图案，人各不同，由基因决定，可做法医鉴定依据。皮肤皱褶线是真皮中弹力纤维束的有序排列，在皮肤活动时产生固定张力方向而形成的皮肤张力线，如掌纹、腕纹、肘纹、颈纹、面部表情纹等。皮肤上另有毛囊与汗腺的开口，称为毛孔与汗孔，较大的毛孔肉眼可见，而汗孔肉眼不可见。

皮肤纹理的深浅粗细随部位、年龄和性别的不同而有差异。皮沟浅而细、皮嵴小而平整的皮野纹理，给人以肌肤细腻、冰肌玉润的美感。但随着年龄增大，皮肤的增龄老化，真皮纤维发生变性、断裂，引起皮肤纹理逐渐加深；或者由于皮肤光老化，长期搔抓导致的皮肤苔藓样变，以及痤疮患者毛孔粗大导致的橘皮样外观等原因，均可引起皮肤纹理粗糙，影响美观。因此，维护皮肤纹理的细腻光滑是皮肤护理的重要指标和目的之一。

（七）皮肤的 pH 值

人体正常皮肤的 pH 值通常在 4.5 ～ 6.6，呈弱酸性。油性皮肤酸性强一些，干性皮肤酸性弱一些。偏油至油性皮肤，pH 4.5 ～ 5.0；偏干至干性皮肤，pH 5.6 ～ 6.6；中性皮肤，pH 5.0 ～ 5.6。

弱偏酸性的皮肤能抑菌和自净，并对碱性物质有较强缓冲力，对弱酸物质也有缓冲力。

（八）皮肤组织结构总体构成

皮肤是一个复杂的结构，由外到里由表皮、真皮和皮下组织构成，皮

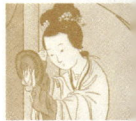

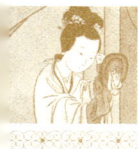

肤还含有各种皮肤附属器（毛发、毛囊、皮脂腺、汗腺、甲）和丰富的血管、淋巴管、神经、肌肉。

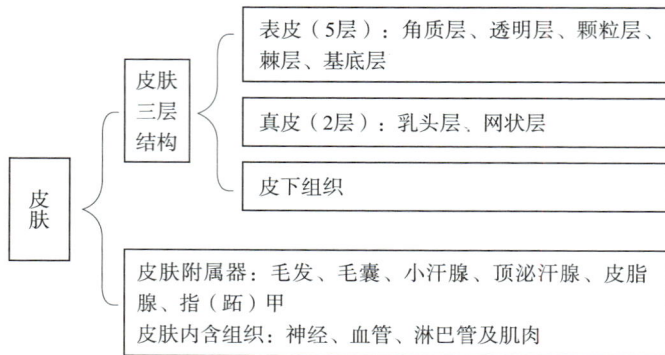

皮肤 {
- 皮肤三层结构 {
  - 表皮（5层）：角质层、透明层、颗粒层、棘层、基底层
  - 真皮（2层）：乳头层、网状层
  - 皮下组织
}
- 皮肤附属器：毛发、毛囊、小汗腺、顶泌汗腺、皮脂腺、指（趾）甲
- 皮肤内含组织：神经、血管、淋巴管及肌肉
}

图 1-1　皮肤组织结构

二、皮肤组织生物学

组织胚胎学的研究表明，人体所有的器官与组织都是来源于受精卵细胞分裂分化而成的外胚层、中胚层和内胚层，皮肤的表皮层来源于外胚层，而真皮层与皮下组织来源于中胚层。

（一）表皮

表皮是皮肤的最外层。在显微镜下，表皮按细胞形态，由外往里可分为角质层、透明层、颗粒层、棘层和基底层五层，透明层仅存在于掌跖，因此大多数部位皮肤只有四层，而在皮肤最薄的部位仅有角质层与基底层二层。表皮底层有感觉神经末梢，但表皮中无血管、淋巴管及肌肉。表皮的完整性、厚度、质地和水合程度在一定程度上决定着皮肤的美观和皮肤的生理功能，表皮的健康攸关皮肤的健美。

表皮的细胞由角质形成细胞和树枝状细胞（黑素细胞、朗格汉斯细胞、麦克尔细胞等）构成。其中，角质形成细胞又称为上皮细胞或角朊细胞，占表皮细胞总量的 95% 以上，是表皮各层的主要构成细胞。角质形成细胞在分化和成熟的不同阶段，细胞的结构、形态、大小及排列均有变

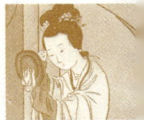

化，最终在角质层形成富含角蛋白的角质细胞而脱落。表皮分为五层就是根据角质形成细胞各阶段分化的特点而划分的。黑素细胞具有分泌黑色素功能，朗格汉斯细胞具有免疫细胞功能，麦克尔细胞具有分泌神经介质而参与皮肤触觉功能。

1. 角质层

角质层由 5 ～ 15 层细胞核与细胞器消失的角质细胞及细胞间质构成。角质细胞间通过桥粒连接、层叠交错，使角质层形成致密结构，这种致密而牢固的结构被称为"砖墙结构"，角质细胞为"砖块"，细胞间质为"灰浆"。角质层是与皮肤美容关系最密切的结构之一，维护角质层的健康是皮肤保养的重要一环。

（1）角质细胞　角质细胞的结构是角质化细胞套膜结构，内层为角蛋白包膜，外层为脂质包膜，内含有调节角质代谢的转谷氨酰胺酶等活性酶。

（2）细胞间质　细胞间质主要含脂质与天然保湿因子（NMF）成分。

①胞间脂质：主要成分是神经酰胺、游离脂肪酸、胆固醇。神经酰胺是主要的功能脂质，具有疏水和亲水双性。

②天然保湿因子：是存在于角质层内发挥水合保湿作用的一系列低分子量物质的总称，包括游离氨基酸、吡咯烷酮羧酸、乳酸、尿素、离子等。

（3）皮脂膜　皮脂膜是皮脂腺分泌和角质细胞崩解的润泽脂质与汗腺分泌的汗液乳化形成的覆盖于皮肤表面的一层透明的弱酸性薄膜。其主要成分为具有保湿作用的神经酰胺、防晒作用的角鲨烯及抗炎作用的亚油酸、亚麻酸及脂质成分。皮脂膜对于阻隔皮肤水分蒸发、维持屏障功能具有重要的意义。

（4）角质层的五大功能

①保护功能：角质层结构的致密性与坚韧性能有效防止外界物理、化学、生物性有害因素的侵袭，如抗摩擦，阻隔微生物入侵，缓冲、耐受酸、碱等化学物质侵害等。

②吸收功能：角质层是半通透膜，是皮肤吸收的主要途径，脂溶性和水溶性物质均可通过角质层吸收。

③防晒功能：角质层能吸收大量的中波紫外线（UVB）和少量的短

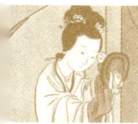

波紫外线（UVC），保护机体免受日光的损伤。

④保湿功能：角质层内含有的天然保湿因子和脂质等物质，使角质层的含水量保持在20%左右，稳定的水合状态是维持角质层正常生理功能的必需条件，使皮肤光泽有弹性。当角质层含水量低于10%时，皮肤就会出现干燥症状。水合状态与角质层的厚薄及NMF、脂质的含量密切相关。角质层越薄，保湿力越差；NMF发挥水合、锁水作用，含量越多，保湿力越强；脂质阻隔水分蒸发，缺少则皮肤干燥。

⑤美学功能：角质层的状态及适当的厚度直接体现皮肤的美观。角质层过厚，皮肤透亮度低，光泽差，皮肤颜色发黄，会显得粗糙、黯淡无光，同时毛孔易形成堵塞，外观与触感粗糙；角质层过薄，皮肤屏障功能不完整，防御功能减弱，易受到外界刺激因子的侵害而出现皮肤潮红、毛细血管扩张、过敏、色素沉着、皮肤老化等问题。

2. 透明层

透明层仅见于掌趾部位，具有防止水、电解质与化学物质通过的屏障作用。

3. 颗粒层

颗粒层中的酸性磷酸酶、疏水性磷脂及溶酶体等构成一个防水屏障，使水分既不易从体外渗入，也阻止了角质层下水分向角质层渗透。

4. 棘层

棘细胞层有分裂功能，可参与表皮的损伤修复，还具有一定的吸收长波紫外线（UVA）作用。

5. 基底层

基底层亦称生发层，位于表皮的最下层，正常情况下，基底层细胞不断地增殖产生新的角质形成细胞，推动表皮更新代谢。基底层攸关皮肤的再生修复、创伤愈合功能，基底层细胞分裂再生能力差，则皮肤修复、愈合慢，老化加快。当外伤或手术时，基底细胞会加速分裂以修复创伤；使用表皮生长因子等美容药物可促进基底细胞分裂以达到表皮再生与抗衰老效果。保护基底细胞少受损伤是有创美容治疗中的重要注意事项，当进行面部美容磨削术与激光治疗时，需注意创面不要突破真皮浅层使基底细胞

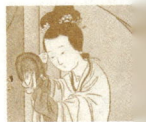

大量损伤，避免由真皮结缔组织增生修复创面留下瘢痕。

角质形成细胞从基底层分化移至角质层脱落约需 28 天，称为角质形成细胞通过时间或表皮更替时间。面部磨削术、化学剥脱术等一些美容治疗，可能会缩短表皮更替时间，过于频繁进行使表皮更替时间缩短的美容术可能对表皮健康产生不利影响。

基底细胞由存在于基底层中的表皮干细胞分裂产生，表皮干细胞约占基底层细胞数量的 10%。

基底细胞分泌的水通道蛋白 3（AQP3）能转运水、尿素和甘油到达表皮，促进水合作用，是维持皮肤水合作用的一个关键因素。紫外线会使 AQP3 表达下降，导致皮肤缺水而干燥。

（二）真皮

真皮来源于中胚层，由纤维、基质和细胞组成，由外向内分为乳头层与网状层。真皮以纤维成分为主，胶原纤维和弹力纤维互相交织形成致密的网状板层结构，纤维之间含有真皮基质和真皮细胞成分，另含有丰富的血管、淋巴管、神经、触觉小体、肌肉以及皮肤附属器毛囊、皮脂腺、汗腺等组织。乳头层较薄，所含胶原纤维比较细，血管与神经组织为毛细血管和游离神经末梢，乳头层与波浪状的表皮基底层相嵌形成表皮突，对真皮与表皮的连接沟通具有重要意义，皮肤衰老时的组织学呈现真皮乳头萎缩。网状层较厚，内含大量胶原纤维与较大的血管、淋巴管与神经等组织，其所含胶原束较粗，与弹力纤维交织呈网状，走向与皮肤平行，形成皮肤纹理。由于表皮没有血管，表皮基底层细胞的能量和营养供应必须由真皮提供。

真皮具有一定的韧性，保护肌肤免受机械性损伤，增强表皮屏障功能，维护内外环境稳定，对皮肤的弹性、张力、湿度、光泽等起到重要作用。

1. 真皮细胞

主要有成纤维细胞、肥大细胞、巨噬细胞等。成纤维细胞合成真皮各种纤维与基质，攸关真皮组织的健全与瘢痕病理。肥大细胞分泌的介质与

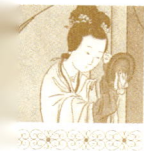

皮肤过敏、炎症有关。巨噬细胞是皮肤免疫功能的重要一环。

2. 真皮纤维

真皮纤维是维持皮肤弹性的主要成分，包含胶原纤维、弹力纤维和网状纤维。胶原纤维占真皮构成的 70%，其中 80% 是 I 型胶原蛋白，其余为Ⅲ型、V型胶原蛋白。皮肤的弹性、韧性和饱满性由真皮胶原纤维、弹力纤维、基质和皮肤含水量以及皮下脂肪厚度共同构成。真皮胶原纤维和弹力纤维正常，且皮肤含水量和皮下脂肪厚度适中，则皮肤富有弹性而饱满。当皮肤老化后，真皮胶原纤维和弹力纤维退化、变性，真皮致密度减弱，同时皮肤含水量减少、皮下脂肪萎缩，表皮的舒展性和平整性就会变差，皮肤就会出现皱纹、松弛、缺乏弹性。真皮纤维参与皮肤创伤修复，再生不足则呈现缺损性瘢痕，再生过度则形成增生性瘢痕。

3. 基质

基质为填充于各种纤维、细胞间的无定形物质，由糖蛋白、蛋白多糖、糖胺聚糖构成。糖胺聚糖包括透明质酸、硫酸软骨素等，对皮肤的水合有重要作用。基质提供营养、调节养分、保持水分和促进新陈代谢，在皮肤生理和健美上具有重大意义。人工合成或提取的透明质酸、葡聚糖等与基质成分相同或类似的物质，作为活性物质添加到化妆品中可起到滋润皮肤、抗衰老、美白、祛斑的作用。

（三）皮下组织

皮下组织在真皮下方，又称皮下脂肪层，含有大量脂肪组织，是人体能量的储蓄所，由于其隔热的性能，在体温调节中起关键的作用。而且皮下脂肪还具有雕塑人形体的重要作用，适量的皮下组织可支撑皮肤减少皱纹并可维系女性的丰满美和曲线美，但是皮下脂肪的过度沉积造成的肥胖则影响形体美。

三、皮肤附属器

皮肤附属器包括皮脂腺、汗腺、毛发和指甲。它们是表皮的延伸，但也有些是深植于真皮，甚至皮下组织的。

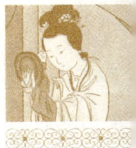

（一）皮脂腺

1. 皮脂腺的结构与分布概况

皮脂腺由腺体与导管两部分组成，腺体位于真皮层，呈泡状，由多层细胞构成，周围有一薄层的基底膜带和结缔组织；导管开口于毛囊漏斗部，由复层鳞状上皮细胞构成，向下与毛囊的外毛根鞘相连，向上则与外毛根鞘或表皮的基底细胞连续。

皮脂腺通常可分为三种类型：①附属于毛囊：此种皮脂腺开口于毛囊，与毛发共同构成毛囊皮脂腺系统。②与毳毛有关：其导管直接开口于体表。③与毛发无关：直接开口于皮面，又称自由皮脂腺。

皮脂腺的分布非常广泛，全身皮肤除掌、跖部与甲部外都有皮脂腺，唇红区、阴茎、龟头、包皮内面、小阴唇、大阴唇内侧及阴蒂处也有皮脂腺。但是皮脂腺的分布密度在各部位是不同的，头皮、面部，特别是眉间、鼻翼和前额部最多，平均有 $400 \sim 900$ 个 $/cm^2$，而躯干部及腋窝也较多，平均为 $100 \sim 150$ 个 $/cm^2$，故头皮、颜面、胸、背及腋窝等处又称脂溢出区，是痤疮多发部位。四肢特别是小腿外侧皮脂腺分布最少，因此往往洗澡后小腿外侧皮肤容易干燥、起皮屑。

2. 皮脂的作用

（1）润滑和保护皮肤　皮脂与汗液及角质层排出的水分乳化形成皮脂膜，有润滑皮肤、锁水保湿、防止干燥皲裂的功能，同时有防异物入侵和保温作用。

（2）润泽毛发　皮脂排泄到表皮，一部分可以附着在毛发上，起润泽毛发作用。

（3）弱酸抑菌　皮脂呈酸性，可以抑制皮肤的细菌生长。

（4）抗氧化　皮脂运输和分泌的维生素 E 具有抗氧化作用。

3. 皮脂腺功能的调控因素

皮脂分泌过多与不足均影响皮肤的健康与健美。分泌过多形成油性皮肤，容易长粉刺，发生毛囊炎、皮脂腺囊肿、脂溢性皮炎等皮肤疾病。分泌不足形成干性皮肤，容易出现皮肤干燥、瘙痒、鱼鳞病等。因此，维持

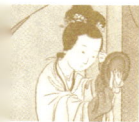

皮脂分泌的平衡十分重要。皮脂腺功能与皮脂分泌受多方面因素影响与调控。

（1）食物　糖和脂肪是皮脂合成的原料，高糖、高脂及辛热、油炸食物刺激皮脂腺分泌。对于皮脂亢进者应减少油脂、甜食、辛辣、油炸食物摄入。对于皮脂不足者应增加脂肪、甜食摄入。

（2）激素

①雄性激素：刺激腺体肥大、分泌亢进、腺导管上皮角化。雄激素分泌的骤然增加是青春期长痘的主要因素。

②雌性激素：抑制皮脂分泌。

③肾上腺皮脂激素：抑制皮脂分泌。

（3）种族、性别　黑人比白人分泌量多，男性比女性多。

（4）年龄　新生儿胎脂丰富发挥保护皮肤作用。幼童皮脂分泌少，皮肤干燥者居多，因此少儿应加强皮肤保湿护理，涂擦儿童保湿乳是必要的。青春期皮脂分泌增加，对呈现皮肤转油及出现粉刺者，应及时予以控油爽肤护理，如应用油性皮肤洗面奶、收敛性化妆水，并调整饮食结构。老年皮脂分泌骤降，皮肤干燥症多发，应加强皮肤保湿并增加摄入能滋润皮肤的食物。

（5）体内节律　皮脂腺分泌上午10点最强，早上7点和晚上10点最弱。月经周期黄体期增多，经期减少，因此许多长痘的女性表现经前痘痘增多、经后减少。

（6）植物神经　植物神经兴奋，引起皮温上升，导致皮脂分泌增多，液化增多，排泄增多。

（7）皮脂分解酶　关系皮脂的固态与黏度。皮脂分解酶，可以清洁毛孔内的皮脂栓，溶解污垢、油脂，从而疏通毛孔。同时具有一定杀菌消炎等作用。

（8）外界因素

①紫外线：可引起毛孔角化，排泄不畅。

②温度：温度增高或降低会增加或减少皮脂的分泌与排泄。如夏季皮肤干燥缓解、长痘大多会加重；冬季皮肤干燥加重，长痘大多会减轻。

③湿度：环境湿度高时，皮脂排泄会减慢。

④洁肤方式：过度清洁时，皮脂过度丧失，可反应性地引起皮脂腺分泌速度增快。

4. 皮脂腺功能异常

皮脂分泌不足则防护功能下降、皮肤干燥；分泌亢进则皮肤过油，毛孔粗大；排泄不畅则形成皮脂栓、粉刺及炎性丘疹、脓疱。

（二）汗腺

1. 分布与结构

汗腺是一种哺乳类的皮肤腺，能够分泌汗液，分为小汗腺（又称"排泄汗腺"）和大汗腺（又称"顶浆汗腺"）两种。

小汗腺：位于真皮深层皮下组织，腺管开口于皮嵴处。小汗腺遍布全身，仅包皮内侧、龟头、阴蒂、小阴唇、甲床、唇红、鼓膜处没有分布，是全身出汗调节体温的主要汗腺。

大汗腺：开口于毛囊皮脂腺开口上部或皮面。大汗腺分布于腋窝、脐周、乳晕、肛周、外阴等处。此外，外耳道的耵聍腺、眼睑的睑板腺、乳晕的乳轮腺属于大汗腺的变型。

2. 汗液的成分

小汗腺液：呈酸性（pH 4.5 ～ 5.5），含水 99% 以上，还有钠、钾、氯、乳酸盐和尿素等。

大汗腺液：黏液样分泌物，主要为水，另含铁、脂质、糖类、蛋白质。经细菌发酵后产生特殊体臭气味特征，即狐臭症（腋臭）。极少数大汗腺分泌的汗液含有色物质，使汗液呈黄色、褐色等颜色，称为"色汗症"。

3. 汗液的功能

汗液的排泄可以起蒸发散热、保湿滋润、酸化皮面的作用，又是皮脂膜的组成成分，另外，还可以起到排泄代谢产物的作用，代替肾脏部分功能。

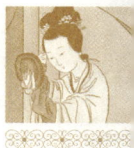

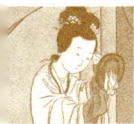

4. 影响汗腺分泌的因素

（1）神经调控　小汗腺的分泌受胆碱能纤维支配，大汗腺受肾上腺能纤维支配。

外分泌腺的胆碱能纤维能直接接受皮肤及外界温度变化刺激引起反射性排汗增加，称为直接性排汗。

异常出汗，中医称为自汗或盗汗，多见于体虚、神经衰弱、神经官能症、更年期综合征患者等，与植物神经机能失调关系密切。

（2）温度　外界环境低于31℃，出汗不可见，称为不显性出汗。当温度高于31℃，情绪激动、温度上升时，可大量排汗，称为显性出汗。

（3）精神　当紧张、恐惧、兴奋时，神经冲动从大脑皮质传递到外分泌腺，乙酰胆碱浓度升高，小汗腺分泌排泄增加，产生精神性排汗。

（4）药物　当使用某些药物如植物性神经递质、发汗解表中药时，可以兴奋交感神经，从而引发排汗。

（5）饮食　当食用辛辣热烫食物后，可刺激舌、口腔黏膜神经末梢和味觉感受器，使交感神经兴奋，引起反射性出汗，称为味觉性出汗。

（三）毛发与毛囊

1. 毛发概况

全身毛发总数为130万～140万根，头发为8万～10万根。全身皮肤除唇红、掌跖等区无毛外，其余部位均为有毛皮肤。毛发分为终毛和毳毛两类。终毛较粗，毛球深达真皮深层与皮下组织，有髓质，又分为长毛与短毛。头发、胡须、腋毛、阴毛等属于长毛，眉毛、睫毛、鼻毛等属于短毛。毳毛较细，毛球位于真皮浅层，无髓质，系由胎毛转化而成，分布于面部、躯干和四肢等部位。毛发的颜色有黑、棕黑、暗棕、亮棕、棕红、金黄、灰白等，形状有直毛和波状毛，因不同人种而异。毛发的形态、色泽、长度是构成人体外在美的重要因素。中医认为，毛发健康与肝、脾、肾三脏及血的关系最为密切。肝气条达，脾胃健运，气血充盛，肾精充足，则毛发乌黑，有光泽，发根强健不易脱落。

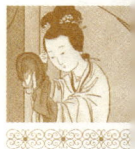

2. 毛发的结构

毛发的结构可分为露出皮肤表面的毛干部分和埋在皮肤里面深达真皮底层与皮下组织的毛根、毛球部分。

（1）毛干和毛根　毛干、毛根由外到内分为毛小皮、皮质、髓质。毛小皮具有一定的抗机械力性能。皮质是毛发纤维的主要部分，存在有数量不等的黑素颗粒，皮质细胞种类的不同及分布的不均，导致毛发卷曲程度的差异。髓质也含黑色素，对头发的光学特性有一定作用。

（2）毛球　毛球的主要结构是毛乳头。毛乳头上部有一层柱状上皮细胞，相当于表皮的基底层，称为毛基质，是毛发和毛囊的生长区。毛乳头顶部的基细胞生成毛发及提供黑色素，侧旁的生成毛根鞘。微循环小动脉伸入毛乳头供给头发营养。

3. 毛囊的结构

毛囊是包裹毛根的组织结构，与皮肤一样由表皮与真皮组成。毛囊的上端有皮脂腺导管开口，皮脂从毛囊开孔输布于皮肤表面。头皮具有大量能生长粗长头发纤维的毛囊，头发毛囊附有丰富的皮脂腺，并含有复杂的血管、神经。脂溢性脱发就是由于雄激素表达过高，使头皮皮脂腺功能亢进及增大的皮脂腺体压迫毛乳头血供而导致毛球萎缩、头发脱落。由于毛基质是角质形成细胞，因此毛发的髓质、皮质与毛小皮各层及毛囊壁均会与表皮一样发生异常角化，过度角化则影响毛囊的皮脂排泄功能，可导致头皮粉刺与毛囊炎。

4. 毛发的化学成分

毛发纤维的化学成分主要是角蛋白，其余成分包括水、脂质、微量元素和色素。

（1）角蛋白　角蛋白是一种以胱氨酸为主的氨基酸多聚体，中间以二硫键共价交联。二硫键交联结构是毛发理化性质稳定的关键因素，其结构的减弱或破坏是许多毛发疾病以及化妆品功效的关键机制，烫发的原理就是二硫键因碱及加热作用而断裂。角蛋白可吸水膨胀使毛发变粗（14%），及稍变长（1% ～ 2%）。

（2）水分　水参与毛发的塑形并影响毛发的角化，"角质 - 水系统"

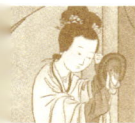

是毛发理化性质的本质，平衡的湿度是毛发健康的重要因素。缺水则毛发柔顺性、弹性下降，毛干干燥，甚至脱发。

（3）脂质　滋润毛发，使毛发富有光泽，缺乏则毛干枯燥。

（4）微量元素　毛发中含有丰富的微量元素，硫、铜等元素与毛发代谢关系密切。如毛发硫营养障碍症导致毛干脆弱易折；铜代谢障碍性疾病导致毛干粗糙、变短；铜和锌参与毛发黑色素代谢，缺乏可导致白发和脱发。

5. 毛发与毛囊的生长活动周期

不同部位的毛发其生长周期不同，头发每年长 12 cm，每月长 1 cm，每天长 0.2 ～ 0.4mm，白昼比夜间长得快，春夏比秋冬长得快，每日生理性脱发数量为 50 ～ 100 根，且以长发为主。

正常人体毛发的生长周期一般可分为三期：生长期、退行期、休止期。生长期又分为前生长期与后生长期，前生长期毛干在毛囊内，后生长期毛干露出毛囊外。不同部位毛发生长周期的时程有很大差异，头发的周期最长，生长期约 3 年，退行期 3 周，休止期 3 个月；胡须生长期 4 ～ 14 周，上肢毛 6 ～ 12 周，下肢毛 19 ～ 26 周。

相邻毛囊呈非同步的马赛克式循环的生长周期，因此正常状态的毛发不会成片脱落。以头发生长周期为例，约 90% 处于生长期，约 10% 处于休止期，因此按头发浓密者 10 万根量计，每天脱发 100 根以内为正常脱发量，且脱发部位分散。但头发稀少者正常脱发量应降至 80 根以下。

激光脱毛只对生长期的毛发有很好的效果，又由于相邻毛囊的生长周期不一致，因此激光脱毛一次照射只能除去该部位的部分毛发，只有对该部位的毛发进行多次照射才能绝毛，照射的周期二至数周均宜。

6. 毛发的功能

毛发的功能主要为保护皮肤、调节体温、感觉和伪装以适应生存状况，也是性别和年龄的外在表征。发质与发型是容貌美和整体形象的重要组成部分，因此头发也具有重要的审美功能。

7. 影响头发生长的因素

（1）激素

①雄激素：促进胡须、体毛、阴毛生长，但雄激素对头发生长表现为下调作用，头皮皮脂腺的雄激素受体表达亢进可引起脂溢性脱发。

②肾上腺皮质激素：外用或内服过多会引起面部与躯体多毛，毳毛增粗增长。

③甲状腺素：甲亢可致头发细软、弥漫性脱发或全秃，甲减也会出现头发干燥、粗糙与弥漫性脱发（枕部与头顶最明显）。

（2）血液循环　引起头皮血管收缩与微循环不良的各种原因，如运动不足、熬夜、失眠、紧张，以及皮脂腺肥大对毛乳头小动脉的压迫等，均可引起头发的血供营养发生障碍，从而导致头发枯燥、分叉、脱发与继生障碍等。因此应用梳头、外用药物、按摩等方法改善头皮微循环是养发护发的重要措施。

（3）营养不良　缺乏铁、锌、蛋白质（胱氨酸）、维生素等营养素均会影响头发生长。

（4）遗传　少年白发、脂溢性脱发、发质等与遗传基因存在相关性。

（5）其他　作息、运动、情志、气候、健康状况、疾病、药物等因素均会影响头发的生长与健康。

（四）甲

1. 甲的概况

甲是覆盖在指（趾）末端伸面的坚硬角质，由多层紧密的角化细胞构成。甲板主要成分是硬角蛋白，含多种氨基酸（精氨酸），甲板蛋白的含硫量较高，钙与甲硬度无关，但与细胞分化有关。甲的外露部分称为甲板，呈外凸的长方形，厚度为 0.5 ～ 0.75mm，近甲根处的新月状淡色区称为甲半月，甲板周围的皮肤称为甲廓，伸入近端皮肤中的部分称为甲根。甲板下的皮肤称为甲床，其中位于甲根下者称为甲母质，是甲的生长区，甲下真皮富含血管。

指甲的生长速度为 0.1 ～ 0.12 ㎜／日，每 3 个月长 1cm，完全重生需

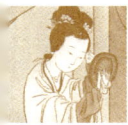

要 6 个月。而趾甲的生长速度为指甲的 1/4 ～ 1/3，完全重生需要 12 ～ 18 个月。

2. 影响甲生长的因素

许多因素可以影响到甲的生长速度，中医学认为，爪为筋之余，为肝胆之外候，所以每个人的指甲生长速度也都不完全相同，它与人的健康状态密切相关，一般认为，指甲的生长速度不仅因人而异，而且受年龄、气候、昼夜循环、月经、营养、性别等因素影响。

（1）年龄　婴儿的指甲每星期约生长 0.7mm，随着年龄的增长，其生长速度随之加快，到成年以后，指甲每星期可长 1 ～ 1.4mm，但大多数人过了 30 岁，指甲生长速度即会减慢。

（2）天气　指甲在一年和一天的不同时间里的生长速度是不同的。一般夏季指甲长得最快，冬季长得最慢。上午指甲长得最快，晚上则长得最慢。妇女在经前和怀孕期，指甲会加速生长。

（3）经常摩擦　经常摩擦也会使指甲生长速度加快，所以习惯用右手的人，右手指甲比左手指甲长得快，而且手指甲要比脚指甲生长快 3 ～ 4 倍。每个指甲的生长速度并不完全相同，通常是手指越长，指甲长得也越快，比如食指、中指和无名指要比大拇指和小拇指的指甲长得快。

（4）营养　营养不良或服用某些药物也可能影响指甲的生长速度。营养好，指甲才能正常生长。如果营养不良或患了神经性厌食症，指甲便会生长缓慢，并出现一些名叫博氏线的横沟。

（5）心情　指甲的生长速度还与人的心情有关。当人心情愉快时，指甲会显得光滑和富有光泽。这是因为身心愉快能促进血液循环，使局部血流增多，给指甲提供更多的营养。

（6）疾病　许多疾病会使指甲生长减慢及变薄，或出现沟纹。损伤后再生速度加快。研究表明，患甲状腺病、先天性心脏病、帕金森综合征、妊娠期疾病、肾功能不全、糖尿病、贫血、肝病、营养失调等疾病时，甲的生长速度与形态会发生异常变化。

3. 常见甲的病态

常见甲的病态包括甲床、甲板和甲周病变。先天性疾病、皮肤或系

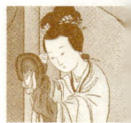

统性疾病、感染、衰老、物理与环境因素等，在影响到甲单位（包括甲板、甲母质、甲床、甲皱褶、甲下皮和甲下末端骨组织）时都有可能引起甲外观的改变，造成甲营养不良。常见甲病有：甲变色、灰指甲、脆甲、反甲、薄甲、厚甲、甲分离、甲横沟、甲凹点、甲萎缩、甲沟炎、甲胬肉等。

4. 甲的审美

健康甲应平滑光洁，色红润，半透明，质地坚硬而略具柔韧，甲面无纵横沟纹及斑纹，指甲对称，不偏斜，无凹陷或末端向上突起现象。甲的健美是手足美的重要组成部分，甲饰可赋予甲丰富的文饰美，但需确保甲饰用品对甲与健康是无害的。

四、皮肤的血管、淋巴管、肌肉及神经

（一）血管

表皮无血管，皮肤血管分布于真皮及皮下组织内，可分为五丛：皮下血管丛位于皮下组织深部，是皮肤内最大的血管丛，供给皮下组织的营养；真皮下血管丛位于皮下组织的上部，供给汗腺、汗管、毛乳头和皮脂腺的营养；真皮中静脉丛位于真皮深部，主要调节各丛血管之间的血液循环，并供给汗管、毛囊和皮脂腺的营养；乳头下血管丛位于乳头层下部，具有贮血的功能，此丛血管的走向与表皮平行，故对皮肤颜色影响很大；乳头层血管丛位于真皮乳头层上部，此丛血管多祥曲，主要供给真皮乳头以及表皮营养。

真皮的血管为乳头层、网状层及表皮提供营养，皮下组织的血管网可供给皮下组织营养及输送血流。皮肤的血管具有营养皮肤组织和调节体温的作用。因此，促进皮肤的微循环是预防和延缓皮肤衰老及改善肤色的重要手段。

皮肤毛细血管异常扩张可引起毛细血管扩张症（血丝）、血管痣、血管瘤、破裂性瘀斑、紫癜等病理改变。某些神经介质如组织胺、缓释肽、乳酸、β受体，可引起血管舒张亢进，使皮肤潮红、渗出、水肿和发炎。

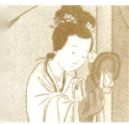

而儿茶酚胺、α- 肾上腺素受体等可以使舒缩功能低下，引起肤冷、肢末冷、面色晦暗。

（二）淋巴管

皮肤中的淋巴管比较少，在正常皮肤组织内一般不易辨认。皮肤淋巴网盲端起于真皮乳头层的毛细淋巴管，由此汇入皮下组织的淋巴管，再经淋巴结到达大淋巴管，然后进入全身的大循环。

淋巴管的构造与静脉相同，也可分为三层。与静脉不同的是管壁更薄，腔内无红细胞，中膜内平滑肌纤维的排列不规则，外膜较厚。毛细淋巴管与毛细血管的结构也相同，其不同点为管腔不规则，呈窦状，周围没有外被细胞（即 Rouget 细胞）。

淋巴液循环于表皮细胞的间隙和真皮胶原纤维之间，淋巴循环能从体内排泄与代谢皮肤的代谢产物，皮肤中的组织液、游走细胞、代谢和病理产物、病菌等进入淋巴网，淋巴管瓣能阻挡病菌通过，淋巴管内能吞噬和杀灭有害物质与病菌。经常进行面部的按摩可促进皮肤淋巴循环和皮肤代谢，有利皮肤健康。

（三）肌肉

皮肤中存在的肌肉主要是平滑肌（非随意肌），如立毛肌、血管平滑肌、腺体肌性上皮等。当精神紧张或寒冷时，可引起立毛肌收缩，形成"鸡皮疙瘩"。但也有随意的横纹肌，延伸至真皮深层，如面部表情肌。面部表情肌与皮肤相附着，表情肌收缩，皮肤在与表情肌垂直的方向上就会形成皱纹。早期，表情肌收缩时才出现皱纹，长期重复性动作则形成不可逆转的皱纹。肉毒素注射除皱就是通过阻断乙酰胆碱的释放，使肌张力下降，肌肉松弛，皱纹舒展而达到缓解皱纹的作用。

（四）神经

皮肤的神经可分为感觉神经和运动神经。

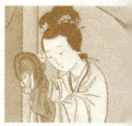

1. 皮肤的感觉神经

皮肤由丰富的神经末梢及其感受器小体组成。游离神经末梢,主要分布于表皮内和毛囊周围。末梢膨大的游离神经末梢包括与梅克尔细胞接触的神经盘、鲁菲尼(Ruffini's)小体等。有囊包裹的神经末梢包括触觉小体、环层小体等。皮肤的感觉有触、痛、热、冷、压觉。这些感觉,特别是前四种常呈点状分布。研究认为,不同的感觉是由不同的神经末梢传导的,如触觉小体主要感觉触觉,环层小体与压觉和振动觉有关,痛觉由游离神经末梢传导。但也有许多研究表明即使只有游离神经末梢而无任何特殊神经末梢结构的部位,仍然有触、痛、冷、热等感觉。

2. 皮肤的运动神经

动静脉吻合处的运动神经末梢较多。运动神经来自交感神经的节后纤维。面神经支配面部的骨骼肌;交感神经的肾上腺素神经支配皮肤的竖毛肌、血管、血管球、汗腺的肌上皮细胞;交感神经的胆碱能神经支配小汗腺的分泌。

五、皮肤的生理功能

人体皮肤完整地覆盖于机体表面,是人体最大的器官,是人体与外界环境直接接触和抵御有害因素入侵的第一道防线,并不断地参与和完成机体的新陈代谢,同时自身不断地角化更新,具有很多特定的生理功能,还是重要的免疫器官,参与机体的免疫反应,对维护机体健康起着十分重要的作用。皮肤的生理功能归纳起来有防护功能、吸收功能、分泌与排泄功能、感觉功能、体温调节功能、代谢功能、免疫功能七个方面。

(一)防护功能

皮肤是机体内外环境之间的第一道屏障,一方面可防止体内水分、电解质和营养物质的丧失,另一方面能抵御外界环境中不良因素的侵袭,使体内各种组织和器官免受机械性、物理性、化学性或生物性因素的侵害,对维护机体内环境的相对稳定有很重要的作用。其防护功能具体体现在以下几个方面:

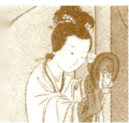

1. 防护机械性损伤

人体皮肤的表皮、真皮及皮下组织共同形成一个坚韧、柔软、具有一定张力和弹性的整体，像一道屏障，可有效地防护机械性损伤。皮肤的屏障功能主要靠表皮的角质层，角质层具有质地柔韧而致密的特点，经常摩擦、受压的部位形成胼胝，增强了对机械性刺激的耐受力。真皮层内的胶原纤维、弹力纤维和网状纤维相互交织成网，使皮肤具有一定的弹性和伸展性，抗拉能力增强，具有抗摩擦、冲击、牵拉、挤压的作用。此外，真皮下较厚、疏松的皮下脂肪层具有缓冲作用，能减低外力冲击和挤压，对皮肤及深部组织器官起到防护作用。皮肤对机械性损伤的防护能力因身体部位、年龄、性别及环境的不同而有所差异，如皮下脂肪层厚的部位、表皮角质层厚的部位防护能力较强。另外，在一定强度内，皮肤对外界的各种机械性刺激，如摩擦、牵拉、碰撞等有一定的防御能力，当外界刺激太强烈时，还可以通过保护性的神经反射动作，回避外力刺激及冲击，避免损伤；一旦造成损伤，还能通过再生进行修复。可见皮肤防护功能是皮肤各层组织与肌肉、神经等共同参与完成的。

2. 防护物理性损伤

正常情况下，人体皮肤对某些物理性的有害刺激如电、磁、紫外线等具有一定的屏蔽和防御作用，保护皮肤自身及机体组织器官免受损害。

（1）抗电击　皮肤是电的不良导体，皮肤对电流的防御能力与电压高低及皮肤角质层含水量的多少等因素有关。角质层含水量越少，电阻越大，导电性越差，对电压、电流的阻抗能力越强。因此干燥的皮肤不易导电，而潮湿皮肤的电阻值只有干燥皮肤电阻值的 1/3，电阻变小，易受电击伤害。

（2）抗辐射　人体皮肤对光有反射和吸收的能力，皮肤表面的脂质、角质层、棘层细胞、基底层细胞及汗腺都能吸收和反射一部分紫外线；角质层虽然可以吸收大量的短波紫外线（波长 180 ～ 280nm），但也会将大量日光反射回去；棘层和基底层则吸收长波紫外线（波长 320 ～ 400nm）。其中黑素细胞产生的黑色素是人体防卫紫外线的主要屏障，其对紫外线的吸收作用最强，因为黑色素能阻止中短波紫外线的进入，并清除紫外线进

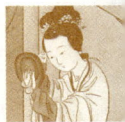

入人体后产生的自由基，从而对皮肤起到保护作用。而且当人体受到紫外线照射后，黑素细胞会产生更多的黑色素，并传递给基底细胞、棘细胞和角质形成细胞，进一步增强皮肤对紫外线照射的防护能力。

3. 防护化学性损害

皮肤角质层是有效防止多种外来化学物质进入体内的第一道防线。表皮的角质层细胞具有完整的脂质膜，富含角蛋白，有较强的斥水性及抗弱酸、弱碱的作用，能较好地防止水溶性物质、有害气体和其他有害物质的入侵渗透作用。但这种防护作用是相对的，有些化学物质仍可通过皮肤进入体内，其弥散速度与化学物质的性质、浓度、在角质层的溶解度及角质层的厚度等因素有关。pH 值 3 ～ 8 的化学物质一般不会引起皮肤损伤，正常皮肤表面偏酸性，其 pH 值为 4.5 ～ 6.6，所以皮肤对酸性或碱性物质有一定的中和或缓冲作用，防止对机体的损伤。当皮肤受到浸渍、局部发生糜烂、溃疡或药物外用剂量过大、时间过长时，皮肤防御功能就会减弱或丧失，对化学物质或药物等吸收加强，而引起中毒。

4. 防御生物性损害

正常情况下，皮肤的角质层、毛囊、皮脂腺口漏斗部及汗管口寄生着许多无害的微生物，但在一定条件下一些寄生微生物可以形成致病性而损害皮肤和机体组织。皮肤对生物性损害的防御作用主要有以下几个方面：致密的角质层和角质形成细胞之间通过桥粒结构镶嵌排列成板层状，能机械性阻碍一些致病微生物的侵入；皮肤表面干燥和 pH 偏酸性环境对微生物生长繁殖不利；皮肤及皮脂腺分泌的不饱和脂肪酸，不利细菌和真菌繁殖，如十一烯酸，可抑制真菌的繁殖；皮肤角质层的代谢脱落也有利于皮肤寄生微生物的清除。

5. 防止体液过度丢失

正常状态下，皮肤的汗腺及皮脂腺分泌和排泄，角质层水分蒸发，不显性出汗（成人每天生理性从皮肤流失的水分为 240 ～ 480mL），角质脱落及脱屑等均会使体液丢失，但营养物质及电解质等都不易通过皮肤角质层而丧失，这主要与皮肤角质层特殊的半通透性有关。如果角质层丧失，水分的丢失可增加 10 倍或更多，若烧伤等原因导致表皮丧失后，则体液

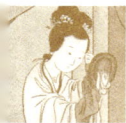

会大量流失，故完整的皮肤可防止体液的丢失。

（二）吸收功能

人体皮肤虽有屏障防护作用，但不是绝对严密无通透性的，它能够有选择地吸收外界的营养物质。各种接触皮肤的固体、液体、微量气体等均可能经皮肤吸收。

1. 吸收途径

皮肤吸收功能主要通过角质层细胞膜，角质层细胞间隙和毛囊-皮脂腺三条途径完成，其中以角质层透入为主要吸收途径。表皮吸收途径包括角质细胞膜微孔透入和角质层胞间脂质结构透入，皮肤附属器吸收途径包括毛囊-皮脂腺系统透入与汗腺孔透入。脂溶性物质的吸收主要通过角质层胞间脂质结构透入，离子型极性物质的吸收主要通过皮肤附属器透入。如果角质层甚至全表皮丧失，物质也可通过真皮较完整地被吸收。外界物质（药物、营养物质等）通过皮肤吸收、渗透或透入，又叫"经皮吸收"，经皮肤吸收的活性物质，在皮肤内储存、代谢，发挥局部功效，部分物质可能吸收进入身体内部，对全身产生影响，因此皮肤病的外用药物治疗及皮肤美容养护方面有着重要的意义。

2. 影响皮肤吸收功能的因素

（1）皮肤的结构和部位　皮肤的吸收能力与角质层的厚薄、完整性及其通透性有关，不同部位皮肤的吸收能力因角质层厚薄不同有很大差异，一般而言依次为阴囊＞前额＞下肢屈侧＞上臂屈侧＞前臂＞掌跖。婴儿皮肤角质层较薄，吸收能力强于成人；黏膜无角质层，吸收能力较强；皮肤糜烂、溃疡等损伤时，屏障作用降低，经皮吸收能力也加强。以上使用外用药时应加以注意。

（2）皮肤角质层的水合程度　皮肤角质层的水合程度越高，皮肤的吸收能力就越强。皮肤浸渍时可增加吸收。药物外用时用塑料薄膜封包要比不封包的吸收系数高 100 倍，这是由于封包后阻止了局部汗液和水分的蒸发，使角质层水合程度提高的结果。因此使用封包式湿敷可以加强物质成分吸收，可提高皮肤疾病治疗或皮肤养护的效果。

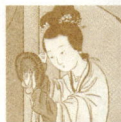

（3）被吸收物质的理化性质　物质的理化性质对吸收率有着重要影响。完整皮肤只能吸收少量水分和微量气体；水溶性物质如维生素C、维生素B族、葡萄糖、蔗糖等不易被吸收，电解质的吸收也很少。而皮肤对脂溶性物质吸收良好，如维生素A、维生素D、维生素K、某些性激素及部分糖皮质激素可经毛囊、皮脂腺吸收。皮肤对油脂类物质有较好的吸收作用，如动物、植物及矿物油脂等。对油脂类吸收强弱顺序为：羊毛脂＞凡士林＞植物油＞液体石蜡。可见皮肤对动物脂肪的吸收能力较强，所以，貂油、羊毛脂、豚脂等对皮肤均有良好的滋养作用。皮肤对有机溶剂如二甲基亚砜、丙二醇、乙醚、氯仿等可增加皮肤渗透性的物质的吸收能力也较强。另外，皮肤对某些药物的吸收还受药物剂型的影响，同种物质不同剂型，皮肤的吸收率差距甚大。如软膏剂及硬膏可促进药物的吸收，霜剂次之，粉剂、水溶液则很少吸收。皮肤对某些金属元素，如铅、汞等有一定的吸收能力。有些化妆品中含铅、汞成分，若长期涂擦，经皮肤吸收，蓄积后会造成中毒，出现黑斑、皮疹等。

（4）外界环境因素　环境温度升高使皮肤角质层间隙扩大而增加药物活性物透入，同时血管扩张、血流速度增加，使透入组织细胞内的物质加快弥散，从而使皮肤吸收能力提高。按摩皮肤、敷热膜、蒸气热喷等均可增高局部皮肤温度而促进营养物质的吸收。环境湿度也可影响皮肤对水分的吸收，当环境湿度增大时，角质层水合程度增加，使皮肤对水分的吸收减少，对其他物质的吸收能力增加。

（三）分泌与排泄功能

皮肤的分泌和排泄功能主要通过汗腺和皮脂腺完成。

1. 小汗腺的分泌和排泄

小汗腺分泌汗液，除口唇、甲床、龟头、包皮内侧、阴蒂外，遍布全身。在正常室温下，只有少数小汗腺处于分泌活动状态，无明显出汗的感觉又称"不显性出汗"，不易为人们所察觉；当环境温度高于30℃时，小汗腺分泌增多，排汗明显，称为"显性出汗"。大脑皮质活动，如过度恐慌、兴奋等可引起掌、趾、额、颈等部位出汗，称"精神性出汗"；进食

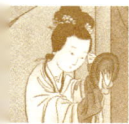

热汤、辛辣食物或进食过快可使口周、鼻、面、颈、背等处出汗，称"味觉性出汗"。

正常情况下，汗液呈酸性，pH 值 4.5～5.5，大量出汗时，pH 值可达 7.0 左右。汗液是无色透明的液体，99.0%～99.5% 为水，0.5%～1.0% 为无机盐与有机物质，无机盐以氯化钠为主，此外还有钙、镁、磷、锌和钾等，有机物质中一半为尿素，还有乳酸、肌酐、尿酸、多种氨基酸等。汗液与肾的部分排泄产物相似，因此汗液的分泌和排泄可部分替代肾脏功能。人体通过皮肤排汗，可散热降温，以维持正常体温。汗液排出后与皮脂混合，形成乳状脂膜，对皮肤有一定的保护作用；汗液使皮肤表面呈酸性，可抑制某些细菌生长；此外，部分药物如酮康唑等抗真菌药亦可通过汗液分泌发挥局部抗真菌作用。

2. 顶泌汗腺的分泌和排泄

顶泌汗腺主要分布于腋窝、乳晕、会阴等处，分泌汗液呈黏稠的奶样液体，正常情况无细菌，无臭味，当发生细菌感染时，因细菌酵解而发出臭味，这是狐臭产生的主要原因。大部分腺体于晨间分泌旺盛，夜间减低。感情冲动时顶泌汗腺的分泌和排泄有所增加，肾上腺素能类药物能刺激其分泌。顶泌汗腺分泌液的成分有固体和液体两种，液体主要为水分，固体则包括脂质、胆固醇、铁、荧光物质、有色物质等。所以有些人的顶泌汗腺分泌液呈黄、绿、红或黑色，使局部皮肤或衣服染色，称为"色汗症"。

3. 皮脂腺的分泌与排泄

除掌跖与足背外，皮脂腺遍布全身，分泌和排泄皮脂。分泌方式为全浆分泌，即整个皮脂腺细胞破裂，胞内物全部排入管腔，然后分布于皮肤表面，形成皮面脂质；皮脂腺中未发现有神经末梢分布，故皮脂腺不受神经调节，而是直接通过内分泌系统调控，雄激素及长期大量应用糖皮质激素可使皮脂腺增生肥大，分泌活动增加；雌激素可抑制皮脂腺的分泌活动。另外，皮脂腺的分泌活动还受人种、年龄、性别、营养、气候及皮肤部位等因素影响。

皮脂腺分泌的皮脂是多种脂类的混合物，包括甘油酯、蜡脂、鲨烯、

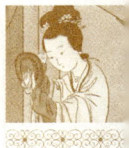

胆固醇酯和游离脂肪酸。皮脂可以保持角质层水分，润滑毛发及皮肤，防止皮肤干燥或皲裂。脂膜中的游离脂肪酸对某些病原微生物生长有抑制作用，游离脂肪酸在刚分泌的皮脂中并不存在，是由毛囊中寄生的痤疮丙酸杆菌和马拉色菌等微生物所产生的酯酶分解皮脂而成。若游离脂肪酸排出受限，则可刺激皮脂腺、毛囊及周围组织引起炎症反应，如痤疮、脂溢性皮炎等损容性皮肤病。脂质成分中 7- 脱氢胆固醇（即维生素 D 原）经紫外线作用后可转化为维生素 D_3，参与机体钙、磷的吸收。

（四）感觉功能

人体皮肤遍布全身，分布着感觉神经和运动神经，有极丰富的神经纤维网及多种神经末梢，具有触、痛、冷、热等多种感觉。

皮肤的感觉通常分单一感觉和复合感觉两大类。单一感觉，是指神经末梢或特殊感觉小体的感受器接受体内外单一刺激，沿相应的神经纤维传入中枢，产生不同性质的感觉，如触觉、痛觉、压觉、冷觉、温觉等；复合感觉，是指多种不同类型的神经末梢或感受器共同感知复杂形状或刺激，传入中枢后，由大脑综合分析形成的感觉，如干、湿、光、糙、硬、软等，另外包括形体觉、两点辨别觉、定位觉、图形觉等。皮肤的各种感觉中痛觉最敏感，温觉最迟钝。

皮肤的感觉功能，经大脑分析判断，有益于机体做出保护性反应。有的产生非意识反应，如手触到烫物的回缩反应，使机体免遭进一步伤害。皮肤感觉功能有利于人类积极有效地参与各项生产劳动，在工作、生活及日常保健等方面发挥重要作用。

瘙痒是一种特殊感觉，是皮肤或黏膜的一种引起搔抓欲望的不愉快的感觉。瘙痒产生的机制尚不完全清楚，有人认为痒与痛由同一神经传导，或痛阈下刺激产生瘙痒，搔抓达到疼痛时，瘙痒即可减轻或抑制，临床上应用拍打局部来解除瘙痒，也是一个例证。但也有矛盾的情况，某些化学物质如吗啡可使疼痛消失，但可诱发或使瘙痒加剧。另外，中枢神经系统的功能状态对瘙痒的程度也有一定的影响，如精神安定或转移注意力，瘙痒减轻；而焦虑、烦恼或对痒过度注意时，瘙痒就会加重。目前发现，许

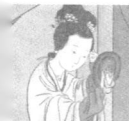

多因素与瘙痒发生有关，如机械性刺激、电刺激、植物的细刺、动物的纤毛及毒刺、皮肤的微细裂隙、酸、碱、代谢异常（如糖尿病、黄疸等）、变态反应和炎症反应的化学介质（如组胺、蛋白酶、多肽）等，均可引起瘙痒，因此工作、生活中需尽量避免以上各种可能的致痒因素，才能抑制或解除瘙痒感觉。

（五）体温调节功能

体温调节是指温度感受器接受体内、外环境温度的刺激，通过体温调节中枢的活动，相应地引起内分泌腺、骨骼肌、皮肤血管和汗腺等组织器官活动的改变，从而调整机体的产热和散热过程，使体温保持在相对恒定的水平。可见皮肤在调节体温以维持机体正常生理活动中起十分重要的作用。皮肤对体温的调节功能主要从两个方面体现，一是作为外周感受器，能感知外环境的温度变化并及时传达体温调节中枢，来发挥体温调节功能；二是作为效应器，是物理性体温调节的重要方式，通过辐射、对流、传导、蒸发及皮肤血流的改变对体温进行调节。

皮肤中分布许多点状的温度感受器细胞，即热敏感受器和冷敏感受器，分别接受来自外界的冷、热刺激，并将这种刺激传递到下丘脑的体温调节中枢，然后通过交感神经中枢，调节皮肤血管的收缩和扩张，从而改变皮肤中的血流量及热量的扩散，以调节体温，使体温维持在一个相对稳定的水平。当外界温度升高时，皮肤毛细血管扩张，毛细血管的微循环血流量增多，散热加速，可使体温不至过高；当外界温度降低时，皮肤毛细血管收缩，毛细血管的微循环血流量减少，散热减少，可防止体温过度降低。

皮肤血管的结构特点也有利于体温的调节。皮肤真皮乳头下层有动脉网，毛细血管异常弯曲，形成丰富的静脉丛，手、足、鼻、唇和耳处皮肤还有丰富的血管球，这种结构使皮肤的血流量有很大变化，一般情况下，皮肤血流量仅占全身血流量的 8.5%，在热应激或血管完全扩张的情况下，动静脉吻合开通，皮肤血流量可增加 10 倍，散热随之增多；在冷应激时，交感神经功能加强，血管收缩，皮肤血流暂时中断，散热随之减低，从而有效地调节体温。

皮肤汗腺功能对体温调节有重要影响。皮肤小汗腺遍布全身，分泌汗液，汗液蒸发可带走较多的热量，每蒸发 1g 汗液可带走 2436J 的热量。在热应激时，皮肤排汗量多，可达 3 ～ 4L/h，散热量为平时的 10 倍。在寒冷环境中，皮肤又减少排汗及热量散失，而保持体温恒定。另外，皮下脂肪组织有隔热作用，在寒冷环境中可以减少体热散失。

在体温调节过程中，皮肤常通过辐射、传导、对流、蒸发等方式进行散热，发挥温度调节效应。其中辐射散热占全部散热的 60% 左右。由于皮肤是热的不良导体，所以传导散热所占比例不大。对流散热是通过气体或液体来交换热量的一种方式，空气的流动有利于对流散热，在寒冷环境中，约有 15% 的热量通过对流而散失。当外界温度高于或等于皮温时，辐射、传导和对流等散热方式已无法发挥作用，蒸发（正常情况下，成人每日有 500 ～ 600mL 的水分从皮肤和呼吸道丢失，同时带走热量，称蒸发）成为机体唯一的散热途径，其中皮肤汗液蒸发散热效果较明显，尤其在高温干燥环境中其体温调节作用更显突出。

（六）代谢功能

皮肤是人体最大的器官，与内在组织器官是有机联系的整体，除完成自身的新陈代谢如角质形成细胞的分裂及分化、黑素合成与分泌等一系列生化代谢，还参与整个机体复杂的代谢过程，如水、电解质、糖、蛋白质等物质的营养代谢，来保障机体的生理功能和生命活动的正常进行，所以皮肤的代谢功能十分重要。

1. 水代谢

皮肤是次于肌肉的蓄水库，全身皮肤的含水量约占人体体重的18% ～ 20%，主要储存于真皮层中，并随人体全身代谢而变化。儿童皮肤含水量高于成人，成人中女性略高于男性。水对维护皮肤健康是至关重要的。角质层的含水量决定角质的湿度与柔软度，低于 10% 即出现皮肤干燥的现象；真皮层的含水量决定皮肤的弹性、饱满性，低于 50% 就会影响皮肤的饱满与光泽。

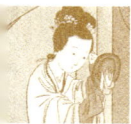

皮肤参与身体的水代谢。当机体脱水时，皮肤可提供其水分的5%～7%以维持循环血容量的稳定；当体内水分增多时，皮肤的水分也增多，临床上可表现出相应的症状。皮肤的排出水量为每24小时300～420g。皮肤的水代谢为皮肤的各种生理功能提供了重要的内环境，对整个机体的水分调节起到重要作用。

2. 电解质代谢

皮肤中含有各种电解质，电解质含量约占皮肤重量的0.6%，主要贮存于皮下组织中，以氯化钠和氯化钾含量最多，此外还有镁、铜、钙、磷、硫、锌等，其中Na^+、Cl^-在细胞间液中含量较高，K^+、Ca^{2+}、Mg^{2+}主要分布于细胞内，它们对维持细胞间的晶体渗透压和细胞内外的酸碱平衡起着重要的作用；K^+还可激活某些酶，Ca^{2+}可维持细胞膜的通透性和细胞间稳定性，Zn^{2+}缺乏可引起肠病性肢端皮炎等疾病。铜与糖酵解及色素代谢有密切关系，铜是黑素形成过程中所需酪氨酸酶的主要成分之一。在角蛋白形成过程中，铜亦起重要作用，铜缺乏时，可出现角化不全及毛发卷曲。

3. 糖代谢

皮肤是糖的贮库，参与血糖调节。皮肤中的糖类物质主要为糖原、葡萄糖和黏多糖等。其中糖原的合成主要在皮肤表皮细胞的滑面内质网完成，皮肤糖原含量在胎儿期最高，至成人期时含量明显降低。皮肤中含葡萄糖的量为血糖的60%～81%，葡萄糖浓度约为血糖的2/3，其中表皮中的含量高于真皮和皮下组织。皮肤中葡萄糖以有氧氧化及无氧糖酵解两种方式进行分解，提供能量。有氧条件下，表皮中50%～75%的葡萄糖通过有氧氧化提供能量，而缺氧时则有70%～80%通过无氧酵解提供能量，其中无氧酵解较其他组织为快。

皮肤中糖的主要功能是提供能量，也作为黏多糖、脂质、糖原、核酸和蛋白质等合成的底物。黏多糖在真皮中含量丰富，主要包括透明质酸、硫酸软骨素等，多与蛋白质形成蛋白多糖（或称黏蛋白），后者与胶原纤维结合形成网状结构，对真皮及皮下组织起支持、固定作用；黏多糖对于促进胶原纤维的合成，阻止细菌和毒素等入侵细胞，加强细胞之间的相互

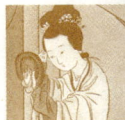

作用都有重要影响；黏多糖对水和钙、镁、钾、钠等阳离子的亲和性强，对皮肤含水量及这些离子在组织中的分布有重要的调节作用。机体糖代谢异常时，可影响皮肤的正常代谢，从而导致某些损容性皮肤病。很多皮肤病如局限性黏液性水肿、皮肤黏蛋白病、红斑性狼疮、皮肌炎、硬皮病等都与黏多糖代谢有关。如机体患糖尿病时，皮肤葡萄糖含量增高，皮肤容易发生真菌和细菌感染。某些内分泌因素亦可影响黏多糖代谢，如甲亢使透明质酸和硫酸软骨素含量在局部皮肤中增加，产生胫前黏液性水肿。

4. 蛋白质代谢

皮肤内的蛋白质包括纤维性和非纤维性蛋白质两种，前者包括角蛋白、胶原蛋白和弹力蛋白等，后者包括细胞内的核蛋白以及调节细胞代谢的各种酶类。

（1）纤维性蛋白

①角蛋白：系由18种氨基酸的多肽链经二硫键、盐键、氢键等连接起来，是表皮角质形成细胞增生、分化的最终产物，因此影响表皮细胞增生和分化的因素都可以影响角蛋白的形成。如表皮生长因子可促进表皮细胞增生分化，肾上腺素、表皮抑素则抑制角蛋白生成。

②弹力蛋白：是真皮内弹力纤维的主要成分，主要存在于结缔组织尤其是肌腱和动脉的弹性组织中的一种主要的硬蛋白。弹性蛋白构成弹性纤维，弹性纤维是有橡皮样弹性的纤维，能被拉长数倍，并可恢复原样，它是结缔组织弹性的主要因素，因此有"人体橡胶"的美称。弹性纤维与胶原纤维共同存在，赋予组织以弹性和抗张能力。弹性蛋白分布没有胶原蛋白广泛，但在组织内也大量存在，如富有弹性的组织、肺、大动脉、某些韧带、皮肤及耳部软骨等。

③胶原蛋白：是皮肤的主要成分之一，使皮肤具有保护功能，又有适当弹性及坚硬度。胶原蛋白是一类蛋白质家族，已发现了30余种胶原蛋白链的编码基因，可以形成16种以上的胶原蛋白分子，根据其结构，可以分为纤维胶原、基膜胶原、微纤维胶原、锚定胶原、六边网状胶原、非纤维胶原、跨膜胶原等。根据它们在体内的分布和功能特点，可以将胶原分成间质胶原、基底膜胶原和细胞外周胶原。间质型胶原蛋白分子占整个

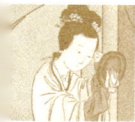

机体胶原的绝大部分，包括Ⅰ、Ⅲ、Ⅳ、Ⅴ型胶原蛋白分子，Ⅰ型胶原蛋白主要分布于皮肤、肌腱等组织，占全部胶原蛋白含量的 80 ～ 90%，在医学上的应用最为广泛。Ⅲ型胶原蛋白主要分布于皮肤真皮，维持组织弹性与结构。Ⅳ型胶原蛋白分布于皮肤基底膜，促进表皮修复。Ⅴ型胶原蛋白在真皮中存在，在皮肤受到创伤或烧伤后能促进组织修复。

（2）非纤维性蛋白质　皮肤内非纤维性蛋白质与黏多糖类物质能合成蛋白质，是表皮基质的主要成分，也是基底膜带黏蛋白和细胞核内核蛋白的主要成分。蛋白质的分解是在蛋白质水解酶的作用下完成的，蛋白质水解酶有肽链内切酶和肽链外切酶两组。分解过程中：一是参与表皮和真皮细胞内外蛋白质的正常分解代谢，包括细胞内蛋白质的消化作用，表皮角化过程中的蛋白质分解和细胞外胶原纤维的降解；二是细胞外参与酶原、大分子物质、激素的激活；三是参与某些病理情况，如炎症中的趋化性肽的释放，血管通透性的增加，结构蛋白的降解和周转，细胞的分离以及对细胞的细胞毒作用等。

5. 脂类代谢

皮下组织是身体脂肪的主要储库。皮肤的脂类代谢与表皮细胞的分化及能量供应有密切关系。皮肤表面的脂质中含有蜡脂、游离脂肪酸、甘油酯和固醇类等脂类脂肪和类脂质。人体皮肤的脂类总量（包括皮脂腺、皮脂及表皮脂质）一般占皮肤总重量的 3.5% ～ 6%，最低为 0.3%，最高可达 10%。真皮和皮下组织中含有丰富的脂肪，皮下组织含量最多，为中性脂肪，可通过 β- 氧化途径提供能量，脂肪合成主要在表皮细胞中进行。脂肪的主要功能：一是参与正常皮肤屏障功能的形成；二是储存能量和氧化供能；三是作为类脂质是细胞膜结构的主要成分和某些生物活性物质合成的原料，比如花生四烯酸是合成前列腺素和白三烯的前体物质。前列腺素和白三烯在调节皮肤血管活动、介导炎症反应、引起某些皮肤病等方面起着重要作用。表皮细胞在分化的各阶段，其类脂质的组成有显著差异，如由基底层到角质层，胆固醇、脂肪酸、神经酰胺含量逐渐增多，而磷脂则逐渐减少。表皮中最丰富的必需脂肪酸为亚油酸和花生四烯酸，他们的主要功能是参加正常皮肤防御屏障功能的形成，花生四烯酸在日光作用下

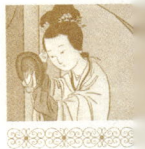

可合成维生素 D，有利于预防佝偻病。此外，血液脂类代谢异常也可影响皮肤脂类代谢，导致多种皮肤病，如高脂血症可使脂质在真皮局限性沉积，形成皮肤黄瘤。

6. 黑素代谢

皮肤黑素细胞对黑色素的合成与代谢状态影响皮肤的颜色或导致黑色素斑。黑素是由黑素细胞合成的一种蛋白质衍生物，对生物的成长、防卫和防御紫外线危害起重要作用。生物体内的黑素分为：真黑素、赤褐素、异黑素三种。通常所说的黑素指真黑素，呈褐色或黑色，广泛存在于动物界，又称为动物黑素，因其含有吲哚，亦称吲哚黑素。赤褐素呈黄红色，存在于动物的红色毛囊、羽毛、皮毛等处。异黑素存在于植物中，如果实、种子皮等处。

皮肤黑素代谢过程包括黑素的合成、转运、降解及其调控。酪氨酸酶在黑素小体内，酪氨酸在酪氨酸酶的作用下生成多巴和多巴醌；多巴醌再经多巴色素、5，6-二羟吲哚、5，6-醌式吲哚合成黑素颗粒，完成黑素化。黑素细胞将成熟的黑素体通过其树突分泌入邻近的角朊细胞，随着角朊细胞的不断分化，黑素体不断向上转运最终脱落于皮面。因此，整个黑素代谢过程包括四个方面：即黑素细胞内黑素体的形成，黑素体的黑素化，黑素体被分泌到角朊细胞内以及角质细胞内，黑素体的转运、降解或排出。黑素代谢受多种因素影响：角朊细胞、内皮素、酪氨酸酶、微量元素、内分泌因素和紫外线照射等。如果代谢异常，就会导致黑素合成速度、数量、分布的异常，而引起色素代谢失常类皮肤病。

7. 表皮细胞的增殖与分化

表皮与其他自我更新、增殖、分化的组织一样，不断地新陈代谢，其细胞具有自我增殖、分化及更新的能力。表皮的角质形成细胞自最下层基底细胞不断增殖，向上移动产生坚韧的纤维角蛋白，形成角质细胞。角质形成细胞在胞核有丝分裂后，于细胞内进行一系列复杂的生物化学过程，不断分裂、分化，在表皮浅层内形成不同的角化层次，即基底细胞层、棘细胞层、颗粒细胞层、透明层和角质层。正常表皮基底层细胞的分裂周期为 13 ～ 19 天，分裂后形成的细胞逐渐向上推移分化，由基底层移行至颗

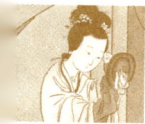

粒层需 14 ～ 42 天，由颗粒层移行至角质层表面而脱落，又约需 14 天。故分裂后的细胞从基底层移行至角质层并脱落需至少 28 天，此通常称作"角质形成细胞的通过时间"，又称"更替时间"或"退化时间"。基底层到角质层的结构变化反映了表皮角质形成细胞的增殖、分化、移动和脱落的过程。

表皮细胞增殖与分化的调节既有刺激信号，也有抑制信号。因基底细胞分裂速度与角质脱落的速度一致，表皮厚度与细胞数目在生理条件下则保持相对的恒定状态，如果表皮细胞的增殖、分化受到各种内外因素如激素、酶等的不良影响，即会导致角化异常性皮肤病。

8. 维生素与微量元素代谢

皮肤与维生素代谢关系密切，维生素缺失会出现皮肤病，如维生素 A 缺乏，会出现角蛋白代谢失常，表现角化过度或不全，形成鳞屑；维生素 B_2 缺乏，引起口唇黏膜发炎及阴囊发炎。维生素 D 可由皮肤细胞脱氢胆固醇经紫外线照射转化而成，维生素 D 对骨骼、神经、皮肤有重要的生理作用。维生素 E 能抗氧化，延缓皮肤衰老。微量元素是保持皮肤健美不可缺少的，如硒能抗氧化、预防头皮屑、防衰老；锌能使皮肤光泽、防脱发、促进组织修复；铜缺乏与白斑有关等。

（七）免疫功能

皮肤是人体免疫系统的重要组成部分，既是免疫反应的效应器官，又具有主动参与启动和调节皮肤相关免疫反应的作用。皮肤内存在多种免疫细胞，分别发挥细胞免疫与体液免疫功能，这些细胞能吞噬、杀灭和清除异物，监控细胞突变，防癌和保持免疫稳定；但也会产生皮肤免疫病理性疾病，包括免疫反应过度与不足。

皮肤的各种免疫因子和免疫细胞共同形成一个复杂的网络系统，并与体内其他免疫系统相互作用，共同维持着皮肤微环境和机体内环境的稳定。完整的皮肤免疫系统由细胞成分和分子成分组成，细胞成分包括角质形成细胞、淋巴细胞、朗格汉斯细胞、内皮细胞、肥大细胞、巨噬细胞及真皮成纤维细胞；分子成分包括细胞因子、补体、神经肽、免疫球蛋白等。皮肤免疫系统对机体起着防御、自稳、免疫监视三方面的重要作用。

六、皮肤常驻微生物及微生态平衡

（一）皮肤常驻微生物

在正常人皮肤表面存在大量的对人体无害的微生物。Price 将其分为两类：一类为常驻菌群，较固定地寄生于皮肤，数量和菌种的组成保持相对稳定；另一类为暂驻菌群，主要存在于暴露部位皮肤，其数量和菌类有很大的变化。此外，尚有一些微生物偶尔存在于少数人体上，称为偶存菌，其仅在短时期内附着于皮肤和增殖，受环境及常驻菌群活性的影响。常驻菌群寄生在角质层表面和表皮的最外层中。常见的有：微球菌科（包括凝固酶阴性葡萄球菌、类球菌、微球菌属），棒状微生物（包括棒状杆菌属、短颈细菌属），丙酸菌属，糠秕孢子菌属。

（二）皮肤微生态平衡

许多微生物都能产生抗某些微生物的蛋白或蛋白复合物抗生素。革兰阴性菌（G⁻菌）产生的物质一般有广谱的抗菌活性。而革兰阳性菌（G⁺菌）仅产生抗同种或密切相关的菌属的物质（细菌素）。在常驻菌中，凝固酶阴性葡萄球菌在较小范围内和棒状杆菌产生环肽细菌素。有 $20\% \sim 25\%$ 的人可发现产生细菌素的微生物，但通常仅少量的微生物（$< 5\%$）能产生。当皮肤被感染时，产生细菌素的微生物数量增加成为主要菌群。皮炎病人和产生细菌素的机体发生继发感染的机会明显减少。皮肤真菌也能产生抗细菌和抗真菌物质。常驻菌有时能阻止其他同类菌属的寄生，这可能是联结部位发生竞争性抑制的结果。用无毒金黄色葡萄球菌 502A 菌株寄生在皮肤或鼻前庭时，可抑制金黄色葡萄球菌其他菌的寄生，在医疗上用于防止疖病的复发和控制鼻前庭顽固带菌。新生儿在第 1 周时，由于常驻菌群尚未形成，故皮肤上常有致病菌，如金黄色葡萄球菌的寄生。

当人体免疫功能正常时，寄居在人体体表及与外界相通腔道的微生物

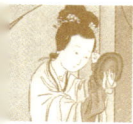

对人体不产生危害，属正常微生物群，通称正常菌群，与机体环境保持相对的生态平衡，而且在一定器官组织中寄居的菌群之间也相互依存，相互制约，菌群不断变化维持动态平衡。这种状态下，正常菌群中的微生物不仅对人体不致病，还起着有益的生理作用。主要表现为：①生物拮抗：致病菌侵犯宿主，首先需穿破皮肤和黏膜的生物屏障作用。寄居的正常菌群通过受体和营养竞争以及产生有害代谢产物等方式抵抗致病菌，使之不能定植或被杀死。②营养作用：正常菌群与宿主的物质代谢、营养分解和合成有密切的关系。如肠道中的大肠寄生菌能合成维生素 K 等，除细菌自需外，尚有多余为宿主吸收利用。③免疫作用：正常菌群能促进宿主免疫器官的发育，也可刺激其免疫系统发生免疫应答，产生的免疫物质，对具有交叉抗原组分的致病菌有一定程度的抑制或分解作用。④抗衰老作用：肠道正常菌群中的双歧杆菌有抗衰老作用。此外，正常菌群可能有一定的抑癌作用，其机制是将某些致癌物质转化成非致癌物质以及激活巨噬细胞等免疫功能。

在某些情况下，皮肤正常菌群的微生态平衡遭受破坏，形成生态失调而导致疾病。这样原来正常时不致病的正常菌群就成了条件致病菌。因气候导致皮肤温度和湿度增高，可增加常驻菌群密度，使各菌群相对比例产生变化，进而改变微生态平衡。温度和湿度同时增加对常驻菌的增殖是必需的，然而仅一种因素增加则不引起显著变化。人体不同部位的微生态平衡也不同，如面、颈、手等暴露部位有较高比例的暂驻菌群和较高密度的细菌，皮脂腺较多的部位有更多的嗜脂性菌，以丙酸菌为最多。腋窝、会阴和趾间温度和湿度高，有更多的各种菌生长，特别是 G⁻ 棒状菌。寄居部位的改变，机体的局部或全身的免疫功能降低，如大面积的烧伤，因皮肤受损，铜绿假单胞菌可引起化脓感染，长期应用免疫抑制剂及激素，不恰当的抗菌药物治疗等，都会造成菌群失调、微生态失衡而致病。因此，正常菌群对构成机体生态平衡起着重要的作用。

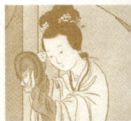

第三节
皮肤健美的要素与影响因素

一、皮肤健美的要素

健美的皮肤主要由结构与功能正常、色泽良好、湿润度好、细腻度好、紧致性好、抵抗力强等六方面要素条件构成。

（一）结构与功能正常

皮肤具备正常的组织结构与功能，且洁净，健康无瑕，没有痤疮、色斑、赘生物等皮肤病，是谓皮肤的结构与功能正常。

（二）色泽良好

皮肤色泽良好、均匀、通透红润，不论肤色或白或黄或黑，均具有鲜活的光泽和通透的气色，没有蜡黄、晦暗、苍白或潮红等不华与异常的气色，是谓皮肤的色泽良好。

皮肤色泽不仅仅是个人肤色白、黄、黑的不同，更重要的是皮肤的光泽度反映一个人皮肤和身体的健康状况。中国人健美皮肤的色泽是：或白或黄而富有光泽，隐隐透有鲜活血色，说明皮肤细胞具有良好生命活力。色泽萎黄、晦暗、发青、憔悴、无光泽或异常病态红等均为不健美肤色。健康肤色的鲜艳光彩蕴含的生命活力美是任何化妆修饰所不能比拟的。中医美容尤为重视皮肤健康色泽，并且也擅长改善皮肤的气色，医美外护与内调手段均有助改善皮肤色泽。

（三）湿润度好

皮肤滋润，具备良好的水合湿度，水油分平衡，皮脂膜健全，没有干

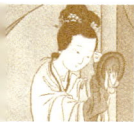

燥、皮屑，也没有油腻感，是谓皮肤的湿润度良好。

皮肤足够的的含水量是保持皮肤健美的要素之一。通常皮肤含水量约占身体总水量20%，而皮肤水分是皮肤重量的70%。熬夜、空调、燥热环境、腹泻脱水等原因均可使皮肤失水，皮肤长期含水量不足，易致皮肤松弛，出现皱纹、早衰、干燥、脱屑、发痒、无光泽等。但水分潴留，会出现面部或眼皮浮肿、皮肤肿胀。

角质层含水量低于10%，即会出现明显干燥，真皮层含水量低于50%就会影响皮肤的饱满度与光泽。皮肤缺水将形成缺水性干性肤质或缺水性油性肤质。除水分直接散发损耗过多因素外，角蛋白结构的异常及其他锁水性成分的变化是皮肤慢性缺水的根本机制，因此内调补充氨基酸、维生素和矿物质等营养活性物，改善皮肤细胞组织功能是根本性措施。

皮肤的湿润度除需要水分维持外，油分也很重要。皮肤表面的油分可减少水分散发，油脂分泌过少必然兼有皮肤缺水，形成干性肤质（缺水兼缺油）。但油脂过多则形成油性肤质，也不利于皮肤健美，易引起毛孔堵塞、粗糙和粉刺。皮肤多油但又缺水也是临床常见到的情况。调节皮脂腺分泌的水平，是调整皮肤油分平衡的根本，外护与内调均可达到调节皮脂分泌目的。

（四）细腻度好

皮肤细腻光滑，厚薄适中，角质正常，没有毛孔粗大和纹理粗糙，是谓皮肤的细腻度好。

细腻度可以从纹理、毛孔、角质层厚度体现出来。健美皮肤要求皮肤厚度适中而光滑细腻，触感滑润。角质过厚、干燥、粉刺、表皮细胞变态与退化等均可造成皮肤粗糙。通过保湿补水、软化角质、去除粉刺及改善细胞营养等外护内调措施，可以改善皮肤的细腻度。

（五）紧致性好

皮肤年轻态，组织饱满，弹性好，无松弛下垂，少或无皱纹，无眼

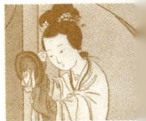

袋，是谓皮肤的紧致性好。

健美皮肤要求皮肤饱满、富有弹性，无松弛、萎缩、软塌、瘦削及皱纹等现象。真皮结缔组织退化会导致皮肤变薄、弹性下降，出现松弛、下垂和皱纹。皮下脂肪不足与皮肤含水少均可影响皮肤饱满度及皱纹。补充水分、营养、锻炼、按摩等措施均有助改善皮肤弹性与饱满度。

（六）抵抗力强

皮肤屏障功能良好，对外界紫外线、光电、化学药物等理化及微生物侵害的抵抗力强，修复与代谢能力好，不敏感，是谓皮肤的抵抗力强。

上述一常、一强、四好，是皮肤健美的六大要素，也是皮肤健美的标志。

二、皮肤健美的影响因素

皮肤基因是皮肤类型、皮肤衰老进程的决定性因素，但后天的内、外因素也对皮肤健美产生重要的影响。身体内在的健康状态、体质状态、心理状态因素均可间接地影响到皮肤；外在环境、皮肤护理等外部因素都直接对皮肤产生影响。皮肤与外界环境、身体内在环境是一个有机整体，肤质与体质决定皮肤对侵害因子及产生皮肤问题的易感性。皮肤问题往往是生活习性、情绪、职业、环境等先后天、内外在因素综合影响的结果，这些影响因素呈长期性的，或阶段性的，或动态性地对皮肤的类型、衰老进程以及出现眼袋、黑眼圈、皱纹、皮肤松弛、长痘、长斑、敏感等产生不同程度的影响。

（一）先天基因的影响

很多人良好的肤质来自父母的皮肤优良基因，正所谓"天生丽质"。而一些人则禀赋了父母的皮肤不良基因，因而天生的皮肤就不好。先天基因对皮肤自然衰老过程发挥决定性的作用，但后天影响因素可以加速或延缓皮肤的衰老进程。除外，皮肤类型，甚至长痘、长斑、长痣等也与父母皮肤基因遗传有不同程度的关联，存在一定的家族特征。当然，兄弟姐妹

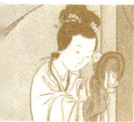

也可存在干性、油性或敏感性截然不同的肤质，这可能是肤质禀赋基因的差异性，也可能是后天生活方式、环境等差异性对皮肤影响不同的结果。

（二）后天内外因素的影响

后天生活方式、环境、体质、心理与健康状态等对皮肤健美的影响是十分突出的，再好的皮肤先天禀赋也经不起后天损毁，因此皮肤的后天保养不可忽视。

1. 影响皮肤的外部因素

（1）环境气候、温度与湿度的影响　室内外与季节气候的温度、湿度对皮肤的水分有较大影响，舒适的温度和湿度对皮肤健美最有益。而高温与干燥环境使皮肤水分蒸发、流失，会导致皮肤缺水、干燥；寒冷使皮脂和汗液分泌减少，血液循环不良，会导致皮肤干燥与血供不佳；处在过于潮湿的环境，皮肤容易罹患湿疹、疥癣等皮肤病。

（2）紫外线与环境污染的伤害　过度日晒带来紫外线伤害，会刺激皮肤黑色素分泌异常增多而形成色斑，也会使上皮角化与痤疮炎症加重，还可能诱发皮肤敏感。此外，紫外线伤害会增加皮肤自由基，加速皮肤光老化。化学与尘埃等环境污染，会增加皮肤自由基，加重炎症、诱发过敏、加速皮肤老化。

（3）护肤与化妆的影响　正确的皮肤护理能够保养皮肤、调理肤质、延缓衰老。而不当的皮肤护理或仪器治疗，使用有害的护肤品、美容药物及过度化妆可导致皮肤不同层面与不同层次的损害。

2. 影响皮肤的内部因素

（1）饮食与营养　皮肤代谢需要丰富而均衡的营养素，因此营养是皮肤健美的基石。营养不良，包括蛋白质、脂肪、糖、维生素、矿物质与水在内的六大营养素及植物化合物特殊营养素的任何一种长期缺乏，均会导致皮肤衰老加速。而饮食偏嗜与一些营养素的缺乏则会导致相应皮肤疾病的发生，如过食油炸辛热与甜腻食品会促进皮脂分泌，引起长痘；缺锌可导致脂溢性皮炎；维生素 B_2 缺乏可导致口角炎等。

（2）睡眠　睡眠是皮肤的"良药"，充足的睡眠让皮肤有足够的修复

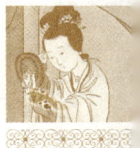

时间。对于皮肤再生修复，晚上睡眠比白天睡眠的"效价"要高得多。睡眠不足会导致皮肤干燥、衰老加速、气色不华、长斑、长痘、皮肤敏感等。因此，睡眠障碍人士必须加强皮肤护理保养，同时加强饮食营养，多做恢复性锻炼与按摩等，以"补偿""抵消"睡眠不佳对皮肤的"伤害"，助益皮肤修复。但是睡眠不是越多越好，睡眠过长不利于血液循环，也有碍皮肤代谢与身体健康。

（3）劳作、锻炼与休息　劳作、锻炼能促进皮肤血液循环，增加皮肤内供营养，改善气色，驻颜抗衰，助益皮肤健美，同时也有益于身体健康。户外劳作、锻炼者需注意防晒，避免紫外线侵害造成光老化与皮炎。足够的休息对皮肤健美与身体健康也很重要，尤其是工作与学习紧张、经常疲劳的人士更要加强休息。

（4）心理与情志　精神紧张、忧虑、抑郁、急躁等心理与情绪状态，会导致皮肤肌肉紧张、血液循环不良以及神经内分泌紊乱等，不利于皮肤健美甚至导致皮肤疾病。皮肤健美需要保持良好的精神、心理与情绪状态。

（5）激素与表皮因子　雌激素对皮肤有重要影响，多数情况是促进皮肤健美的，能增加胶原与透明质酸合成，促进表皮细胞再生，平衡皮脂分泌，对维持皮肤及皮下组织的正常结构和功能有重要的作用，但也会促进皮肤色沉。女性青春期雌激素分泌增多，皮肤变得比儿童期更加成熟、靓丽，随着年龄增大、雌激素水平下降，尤其是更年期女性雌激素骤降，皮肤状态明显衰退，表现为松弛、失去弹性、暗淡无光等。雌激素对过亢的皮脂分泌有抑制作用，对防止长痘是有益的。而雌激素对黑色素分泌有促进作用，过高时容易诱发色沉，如服用避孕药、妊娠期，会出现黄褐斑、乳晕与外阴色沉等。可见，女性维持正常的雌激素水平对延缓皮肤衰老是至关重要的。雄激素刺激皮脂分泌可导致痤疮、脂溢性脱发。表皮因子能促进皮肤再生修复、维护皮肤光泽。此外，促黑素、糖皮质激素、甲状腺素、皮肤激素等对皮肤也有活性作用。

（6）体质　皮肤与身体是一个有机联系的整体，皮肤状态与皮肤疾病往往是身体健康状态的外在表现。体质类型与皮肤类型及易患的皮肤症

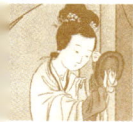

状、疾病存在关联性，如湿热体质容易形成油性、长痘皮肤；气血阴阳俱虚体质容易形成干性、衰老性皮肤；血瘀体质容易长斑；敏感肤质常与血热、湿热体质有关。

（7）年龄　随着年龄增长皮肤逐渐衰老，这是自然规律。不同年龄段皮肤的相应状态称为皮肤年龄。通常，皮肤年龄与实际年龄的皮肤状况是对应的、一致的，但也有不对应、不一致的。不对应的情况有两种：一种是皮肤年龄比实际年龄显得年轻，称为"童颜"；另一种是皮肤年龄比实际年龄显得苍老，称为"早衰"。

（8）其他　吸烟、药物副作用、亚健康状态、疾病等均可对皮肤健美带来不良影响。

第四节
皮肤类型的分类、检测和诊断

皮肤类型即通常所说的皮肤的肤质类型。人的皮肤，由于受皮肤基因、体质、年龄、饮食、生活方式、心理、职业、环境等的综合影响而表现为不同的皮肤类型。皮肤类型的判定是皮肤保养的基础，护肤、化妆及美容保健的方式方法需依据皮肤类型加以个性化护理。

一、皮肤类型的分类方法

皮肤类型的划分以面部皮肤为主要研究对象，通常是以皮肤的水、油分平衡，即皮肤的含水量与皮脂分泌的程度为主要指标，同时结合皮肤厚度、细腻度、弹性、敏感性及皱纹、色素斑、毛孔、痤疮等皮损进行综合判断，加以划分。也有以皮肤对日光的反应性表现加以划分的。自皮肤美容学科发展以来，国内外对皮肤类型的划分从不同的观察角度不断完善，呈现了多种皮肤类型的划分方法，主要的划分方法如下：

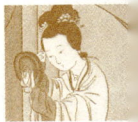

（一）基础分型（传统分型）

通常将皮肤类型分为中性皮肤、干性皮肤、油性皮肤、混合性皮肤和敏感性皮肤五个类型。其中前四类皮肤系通常状态的皮肤，是以水油分平衡为主要指标的肤质分类，而敏感性皮肤系非通常状态的皮肤，是以皮肤敏感度、容易过敏及皮肤潮红等为主要指标的肤质划分。因此，又可以将此五个类型的皮肤归纳为两大类型，即一般性皮肤与敏感性皮肤，一般性皮肤包括中性皮肤、干性皮肤、油性皮肤和混合性皮肤四型，敏感性皮肤又可分为显性敏感性皮肤和隐性敏感性皮肤两型。基础分型是最广泛应用的皮肤分型。此外，临床上也有将皮肤出现的色斑、痤疮、皱纹、过敏性皮炎等常见的损容性皮损统称为问题性皮肤，将已经明显衰退老化的皮肤称为衰老性皮肤。

（二）中医美容分型

中医美容将皮肤分为中和质皮肤、干燥质皮肤、油腻质皮肤、油干夹杂质皮肤和特禀质皮肤五种类型，分别相当于基础分型的中性皮肤、干性皮肤、油性皮肤、混合性皮肤和敏感性皮肤。其判定的指标也与基础分型的指标相似。

（三）日光反应性皮肤分型

日光反应性皮肤分型的概念由美国哈佛医学院皮肤科医生 Fitzpatrick 于 1975 年首次提出，作者根据皮肤经一定剂量的日光照射后产生红斑或色沉及其程度，最初将白种人的皮肤分为 4 个类型，后来由 Pathak 进一步修改补充，形成了沿用至今的日光反应性皮肤分型方法，即 Fitzpatrick-Pathak 皮肤分型系统，共 6 型。

表 1-1　Fitzpatrick-Pathak 日光反应性皮肤类型

皮肤类型	日晒红斑	日晒黑化	未曝光区肤色
I	极易发生	从不发生	白色

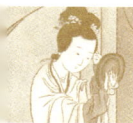

皮肤类型	日晒红斑	日晒黑化	未曝光区肤色
Ⅱ	容易发生	轻微晒黑	白色
Ⅲ	有时发生	有些晒黑	白色
Ⅳ	很少发生	中度晒黑	白色
Ⅴ	罕见发生	呈深棕色	棕色
Ⅵ	从不发生	呈黑色	黑色

注：参考文献／刘玮. 日光反应性皮肤分型及其影响因素分析［J］. 临床皮肤科杂志，2003，3（32）：174-176.

（四）Baumann 皮肤分型

该分型由美国著名皮肤科医生褒曼（Leslie Baumann M.D.）在其2006 年出版的畅销书（The Skin Type Solution）中提出了一套新的皮肤分型系统并设计了一份自测问卷。根据四组子类型（油性／干性、敏感型／耐受型、色素型／非色素型、皱纹型／紧致型），组合成 16 种不同皮肤类型。在欧美国家很受推崇。

（五）主次分类

由中国医师协会皮肤科医师分会皮肤美容亚专业委员会在参考传统皮肤分型、Fitzpatrick 日光反应皮肤分类及 Baumann 皮肤分类的基础上，根据中国人皮肤特点，以皮肤 - 水平衡作为主要参数，以皮肤色素沉着、敏感性、皱纹和皮肤光反应性作为次分类参数，初步拟定的中国人面部皮肤分类标准。主分类主要有中性皮肤、干性皮肤、油性皮肤。次分类则进一步对面部皮肤色素、敏感、皱纹及光反应做出划分：

表 1-2 中国人面部皮肤分类标准

分级次分类名称	皮肤色素	皮肤敏感	皮肤皱纹	皮肤日光反应
Ⅰ	无色素沉着	不敏感	无皱纹	日光反应弱
Ⅱ	轻度色素沉着	轻度敏感	轻度皱纹	易晒红

分级次分类名称	皮肤色素	皮肤敏感	皮肤皱纹	皮肤日光反应
Ⅲ	中度色素沉着	中度敏感	中度皱纹	易晒红和晒黑
Ⅳ	重度色素沉着	高度敏感	重度皱纹	易晒黑

在实践中，对皮肤进行主分类和次分类的综合分类诊断，可更全面地评估皮肤的状态，有利于进行更加科学的皮肤美容护理。

二、皮肤性质的检测方法

皮肤性质的检测方法包括非仪器和仪器测定方法。面诊测试时通常要求在明亮的自然光、日光灯或无影灯下进行测试。测试对象须在面部卸妆、清洁后 1 小时并未涂护肤品及平常活动状态下接受测试。剧烈运动、出汗、受热、受寒等因素，会影响面部的血液循环、湿度等状况，所以暂不宜进行测试。

（一）非仪器类检测方法

1. 目测指触法

通过视觉观察和指腹触觉，可以基本判断皮肤的水油分、色泽、细腻度、饱满度与弹性、温度及问题性症状的部位与性质等，依据皮肤类型的特征做出皮肤类型的判断。实践中，目测指触法是最常用、最便捷的检测、识别方法。观测时，要求先卸妆，在充足自然光线下观察，医者以肉眼观察为主，必要时用指腹测试皮肤的弹性、皮损的触感，用指背测试皮肤的温度，首诊需做尽量详细的观测，并拍照存档以备前后对照。诊断时需要依赖对各种皮肤类型特征的熟悉。

2. 问答测试法

通过询问或问卷调查受测试者的自觉症状及皮肤问题来判断皮肤类型。要求受测试者能够正确表达相关的问答。主要问答内容包括自觉干燥、脱屑、油腻度、洗脸后是否面部有紧绷感、容易潮红、发烫等现象，使用化妆品是否容易过敏，化妆附着力及持久性情况，以及是否有长斑、

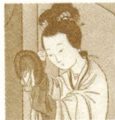

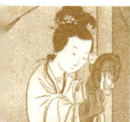

长痘、长皱纹等与皮肤类型特征相关性的元素。为提高判断的准确性，询问时需要更为详细地对部位、程度、时间、性质等皮肤状况的信息加以收集。根据问答结果，依照各类型皮肤的特征做出皮肤类型判断。

3. 纸巾擦拭法

应用面巾纸吸附面部油脂，通过观察面巾纸上单位面积内的油渍点数量与范围来判断皮脂分泌状况。但该测试方法容易受到温度和湿度等的影响。具体方法是早晨起床面部未清洁时，选用 1cm×5cm 大小柔软面巾纸 5 片，按部位将面巾纸分片逐一平铺，分别轻压在鼻翼两旁、额部、颊部，1 ～ 2min 后取下，观察其上面的油渍。参考判断标准是：

中性皮肤：2 ～ 5 处 /cm^2，纸巾油迹面积不大，呈微透明状。

干性皮肤：< 2 处 /cm^2，纸巾基本无油迹面且不发生融合。

油性皮肤：> 5 处 /cm^2，纸巾上见大片油迹并融合，呈透明状。

4. 洗面法

以温水洗脸后面部紧绷感消失的时间为指标初步判断皮肤类型，该种方法也容易受到温度和湿度影响，参考判断标准为：面部紧绷感消失时间在 30min 左右为中性皮肤，干性皮肤紧绷感消失时间约为 40min，油性皮肤紧绷感消失时间约为 20min。

5. 皮肤 pH 值测试法

皮肤的酸碱度与皮肤类型有密切关系，一般人体皮肤正常的 pH 值在 4.5 ～ 6.6，通常男性 pH 4.5 ～ 6.0，女性 pH 5 ～ 6.5；中性皮肤 pH 值为 5.6 ～ 6.6，油性皮肤 pH 值为 4.5 以下，干性皮肤 pH 值为 6.5 以上。

（二）仪器检测方法

1. 美容放大镜

美容放大镜是利用凸透镜放大视物的原理来达到美容检测目的的。通过观察美容放大镜下皮肤的毛孔及纹理特征来协助判断皮肤类型。一般情况下，中性皮肤纹理不粗不细，毛孔较小。干性皮肤纹理较细，毛细血管和皱纹明显，甚或见细小皮屑。油性皮肤纹理较粗，毛孔较大。

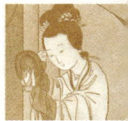

2. 皮肤透视灯

皮肤透视灯又称为伍氏灯，主要由紫光灯和放大镜组成，利用不同类型的皮肤在吸收紫光后，会放映出不同的颜色特点，此时再用放大镜加以扩放而显示在观察者视野中。根据皮肤在透视灯下所呈现不同颜色的情况进行分析判断不同类型的皮肤。

中性皮肤：皮肤大部分呈青白色。

干性皮肤：皮肤有少许青黄色油块，白色小块，大部分呈青紫色。

油性皮肤：皮肤呈大片青黄色。

敏感皮肤：皮肤出现紫色。

色斑皮肤：皮肤出现褐色；色素沉着部位出现暗褐色。

粉刺皮肤：皮肤出现淡黄色；暗疮皮肤出现暗黄色。

3. 便携式水油分检测仪

该仪器可利用皮肤的电生理特性随其水合状况而改变的原理来反映所测部位皮肤的含水量，又利用透明度法对脂质进行定量（基于"磨砂玻璃"原理，磨砂玻璃覆上脂质时透明度增加，透光量增加）。使用时将检测仪直接靠近皮肤，检测皮肤的油分和水分，根据数值以便断定皮肤的属性。

4. 微电脑皮肤测试仪

微电脑皮肤测试仪也称光纤显微皮肤、毛发成像检测仪。利用光纤显微技术，采用新式的冷光设计，清晰的高效视像，透过彩色银幕，使服务对象目睹皮肤与毛发的受损情况，通过足够的放大倍数，直视皮肤基底层，微观放大，即时成像，并断定皮肤的性质以及瑕疵情况。

5. 脸部成像皮肤分析仪（魔镜）

面部成像分析系统分为两部分，一部分是成像系统，另一部分是分析系统。它运用 RGB 色彩模式（红绿蓝）和紫外（UV）光谱成像技术，可以检测出面部皮肤的色斑（斑点大小、数量、区域分布）、毛孔百分比参数、皱纹（皱纹的长度、宽度、数量、分布）、皮脂、粉刺、平滑度、敏感度、水分等，并对这些指标做出定性定量分析，还可实现全程电脑数控记录，保存电子病例档案，实现跨时期不同检测图片的细致对比分析，对治疗方案的效果做出客观科学的评价。

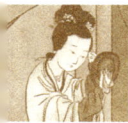

三、基础皮肤类型的诊断

（一）中性皮肤

角质层含水量正常（10%～20%），皮脂分泌适中，皮肤饱满、紧致、富有弹性，皮肤表面光滑、细腻，色泽亮润、大多白皙，对外界刺激耐受性好，水油分平衡可随季节稍有变化，即冬天稍干，夏天稍油。中性皮肤多见于少年儿童期、青壮年期，极少数可维持到中年期，随着年龄增长或保养不当、身体平衡失调将逐渐转变为中干性皮肤或中油性皮肤。中性皮肤被认为是标准的健康皮肤。

（二）干性皮肤

角质层水分含量低于10%，皮脂分泌少，皮肤干燥，甚至脱屑，秋冬季尤甚，皮肤多偏薄、毛孔细腻，肤色或白或黄或暗，光泽度差，易出现细小皱纹甚至皮肤松弛，对紫外线防护力差，容易长斑，容易光老化，相对容易晒黑、晒红、敏感与衰老。干性皮肤多见于少儿期与中老年期，随着年龄增长，不论哪种皮肤类型都将以不同的速度与程度逐渐转向干性。依照皮肤干燥的程度，干性皮肤还可细分为偏干性、干性与超干性。

（三）油性皮肤

皮脂分泌旺盛，皮肤表面油腻、泛光，角质层水分含量正常或降低，肤色深浅不一，多伴有毛孔堵塞粗大、粉刺，面部溢油与毛孔粗糙范围以T区（指额头下段与鼻周、下巴区域）为突出，其余部位为中性，超油者油区可涉及除眼皮外的全脸区域，皮肤大多厚实故对外界刺激耐受度高，不易敏感，也不易起皱纹和长斑。但有些油性皮肤者虽毛孔粗糙但表皮依然较薄，所以也会出现皮肤敏感的情况，容易罹患脂溢性皮炎与玫瑰痤疮。由于皮肤多油，所以油性皮肤不易上妆而容易脱妆。油性皮肤多见于青壮年期，随着年龄增长皮脂分泌逐渐下降而转为混合性或偏干性皮肤。

由于一部分油性皮肤者存在皮肤缺水状况，因此会出现皮肤又油又干

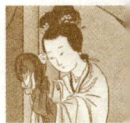

燥，甚至脱屑及干燥角化白头粉刺现象，触感既油腻又干粗。这种状况可以称为油性缺水性皮肤。因此，依照油性皮肤是否缺水，可将油性皮肤细分为油性皮肤和油性缺水性皮肤两类；依照脂溢程度可将油性皮肤细分为偏油性、油性和超油性。

（四）混合性皮肤

混合性皮肤指面部同时存在脂溢多油区域（表现为出油，毛孔堵塞、粗大，粉刺丘疹）与缺水干燥区域（表现为干燥，甚至有干屑，肤色多暗滞）混合状态的皮肤类型。

按照油干区域分布情况，可分为 T 型、A 型、O 型、◇型混合及区域混合与整体混合。将 T 区呈现油性特征，面部中线两侧区域呈现偏干性特征的皮肤状态称为 T 型混合，较为多见；将眉心、鼻周、口周与下巴呈现油性特征，余部呈现偏干性特征的皮肤状态称为 A 型混合；将额部、鼻部、鼻旁颧颊和口周下巴均呈现油性特征，仅眼周、腮部为偏干性特征的皮肤状态称为 O 型混合；将眉心、鼻部、鼻旁颧颊和下巴呈现油性特征，其余部位呈现偏干性特征的皮肤状态称为◇型混合；将油干区域分界明显的称为区域混合；将小粉刺与毛孔堵塞全脸散在分布，全脸皮肤基底缺水、肤色暗滞的称为整体混合。

按照脂溢多油与缺水干燥的区域及程度的比例，通常将 T 型、A 型油区范围与出油量较小，毛孔粗糙较轻，而干燥区域较大的称为混合偏干；将 O 型、◇型油区范围与出油量较大，而干燥区域较小、缺水程度较轻的称为混合偏油；将面部中间超油、粉刺较重，而面部周边干燥较重，油干区域反差很大的称为超混合。

混合性皮肤最为多见，主要分布于青、中年龄段。青春期激素剧增，皮脂腺功能开始旺盛，相当一部分青年人开始由中性皮肤或偏干性皮肤转为混合性皮肤（部分青年人转为油性皮肤）。中年期激素减退，油脂分泌减少，皮肤从油性皮肤逐渐转为混合性皮肤，少数中年人相反，反而从偏干性皮肤转为混合性皮肤。混合性皮肤随着年龄增长通常逐渐转为偏干性与干性皮肤。

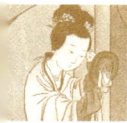

（五）敏感性皮肤

敏感性皮肤以皮肤嫩薄，屏障脆弱，在遇到冷、热、刺激性异物（如化妆品、药物、香料、酒精、消毒剂、防腐剂及动物皮毛、蚊虫毒素）及刺激性食物、过度按摩和心情激动等情况刺激下，反应敏感，耐受性差，容易出现面部潮红、热烫，甚至极易发生红斑、丘疹、水肿、瘙痒等过敏炎症反应症状为特征。

根据敏感症状的显现性及程度，可将敏感性皮肤分为显性敏感皮肤与隐性敏感皮肤。显性敏感皮肤面部经常呈现潮红状态，皮肤超薄的会伴有毛细血管扩张（红血丝），遇冷热、饮食、心情激动时极易加重面部烘热潮红，十分容易发生过敏炎症反应。隐性敏感皮肤平常面部不呈现潮红，甚至肤色是暗滞的，但对一些特定的内外刺激因素的刺激（如接触刺激性化妆品、过度按摩等）比较容易发生过敏反应。敏感性皮肤常与干性皮肤、混合性皮肤、油性皮肤相兼，有些人伴有过敏体质，常伴有湿疹、瘾疹、过敏性鼻炎等过敏性疾病。敏感性皮肤存在于各年龄段，其人群呈逐年增加趋势，与不当护理及环境气候、饮食、生活方式等因素的变化有关。需要特别提醒的是，医生往往对隐性敏感肤质会疏于警惕而漏诊，由此在对其面部行激光治疗、护肤品护理等处理后发生过敏反应，因此必须询问皮肤过敏史及身上是否存在湿疹、瘾疹、划痕症等皮肤过敏性疾病，方可谨慎处置、避免过敏。

第五节
皮肤保健美容的途径与法则

一、皮肤保健美容的途径

皮肤保健美容的途径有外护与内调两个方面。

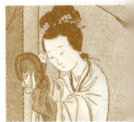

（一）外护途径

提供皮肤外护，一是能够增加皮肤营养的外供与内供，二是能够防止有害因子的侵入。外用护肤品与美容药物的各种可吸收活性物能够通过皮肤的透皮吸收功能而发挥对皮肤的营养保健功能及保护皮肤屏障、抵御外部侵害的作用，不能吸收的防晒剂则能阻挡紫外线的侵入；而美容按摩刮痧、针灸、仪器超声波、射频、光子、水光针等，可促进面部血液循环和打开皮肤屏障透入通道，增加皮肤营养内供与外供吸收，促进皮肤代谢。

（二）内调途径

通过饮食营养、食疗、内服药物、针灸经络腧穴效应以及改善睡眠、情志、运动等生活方式，而增进皮肤营养与代谢，改善身体内在机能失调导致的皮肤问题。

通常，外护主要发挥外在的、局部的"治标"效果，而内调则主要发挥内在的、整体的"治本"效果，因此最好是外护内调结合以发挥标本兼治的效果。

二、皮肤保健美容的总法则

（一）减法美容法则

皮肤表面的灰尘、污垢、角质死皮以及过多的油脂，皮肤内部的粉刺皮脂栓、沉着色素、沉着重金属、自由基、过敏物质等，通过外护与内调美容途径加以清除，或阻挡紫外线侵入，排除有害物质与病理产物，防止有害物质进入，达到皮肤洁净、通透、健康的目的。

（二）加法美容法则

皮肤健美需要天然保湿因子、胶原蛋白、表皮因子、维生素等各种营养素与特定功能活性物，通过外护与内调美容途径加以补充，达到增加皮

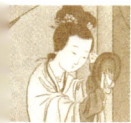

肤营养、促进皮肤再生修复、驻颜抗衰、维护皮肤健美的目的。

三、皮肤外护的法则

（一）依皮肤类型制宜

根据个人的皮肤类型制定因肤制宜的方案，科学选用适宜的护肤品和护理方法，达到辨肤施护的目的。

（二）参照年龄制宜

随着年龄增大，皮肤中的透明质酸、胶原蛋白、生长因子等含量减少，皮脂分泌下降，皮肤机能逐渐衰退。据此，年轻人皮肤干燥通过补水就能达到护理目的，而年龄大的皮肤干燥，不仅需要补水和补充皮肤的油分以保持皮肤良好的水合与皮脂膜，而且需要增加皮肤营养素与抗衰活性物才能抵抗皮肤衰老。

（三）参照季节制宜

1. 春季

南方湿热季节，皮脂分泌增加，并易出现皮肤感染、湿疹、过敏，此季节应加强清洁爽肤防敏，而干性皮肤仍要注意保湿。

2. 夏季

皮脂分泌明显增加，多汗，易粘着尘污，须加强清洁、爽肤、控油、防痘。夏季太阳毒烈，需加强防晒与防止夏季皮炎。超干性皮肤者夏季仍需按照干性皮肤保养，但使用护肤品的油分勿过高。

3. 秋季

皮脂、汗腺开始收敛、分泌减少，加上秋燥，皮肤干燥明显，需加强补水保湿与防敏。此季节仍需注意防晒。

4. 冬季

皮脂、汗腺分泌更少，微循环收缩，皮肤缺水缺油更加突出，干性、敏感性皮肤因缺水、干燥更加不适，易出现干燥紧绷、脱屑、秋冬燥痒、敏感潮红、过敏等症。须加强保湿、补油滋润、营养、防敏等。此季节混合偏干皮肤按干性皮肤保养。

（四）综合皮肤类型、年龄与季节制宜

综合皮肤类型、年龄与季节因素计算肤值，按肤值指导护理，能够更加妥帖呵护皮肤。

肤值：即按肤质、年龄、季节三方面因素对皮肤缺水的影响制定肤值，分为 0、1、2 三个数值。

表 1-3　肤值表

肤值	年龄	肤质	季节
0	20 岁	油性	夏
1	21～30 岁	中性、混合性	春秋
2	30 岁以上	干性	冬

肤值合计值：即当时肤质、年龄、季节三方面所属肤值的和的数值。

公式：肤值合计值 = 肤质肤值 + 年龄肤值 + 季节肤值

肤值法则：即根据肤质、年龄、季节三方面综合因素，计算肤值合计值，得出当时皮肤护理适宜方案的法则。

肤值合计值护理方案：

0～1：按油性皮肤护理。

2～3：按中性、混合性皮肤护理。

4～6：按干性皮肤护理。

举例：女，30 岁，混合性皮肤，冬季，其肤值合计值为 1+1+2=4，因此按干性皮肤护理。

四、皮肤美容内调的法则

皮肤保健美容内调，需进行体质证型辨识，以辨体施养、辨肤施调为法则。

美容内调的方法，求医可以应用中药、针灸推拿、食疗、保健食品等

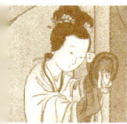

疗法进行调理，求己则应从饮食调理、锻炼、睡眠、休息、情志调节等方面进行养生调摄，在达到皮肤美容效果的同时，又能达到促进身体健康的目的。

第二章

基础皮肤类型的保养

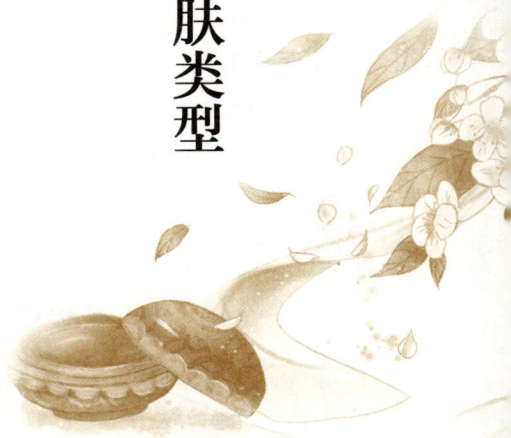

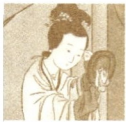

第一节
皮肤外护保养的方法步骤

皮肤外护保养主要针对颜面部皮肤，因为面部皮肤是皮肤审美关注的焦点。颜面部皮肤暴露于外，易受阳光紫外线、污尘、微生物等外邪的侵袭与污染；同时颜面部皮肤与内部经络的联系极为密切，脏腑气血盛衰易反映于面部，面部皮肤状况是内部健康在外部反映的集中所在。因此，颜面部皮肤是皮肤保养的核心。

皮肤外护保养的一般方法，通常是依据基础皮肤类型，应用护肤品、美容仪器等进行卸妆、清洁、按摩、蒸汽、刮痧、导入、面膜、补水爽肤、润肤、防晒等步骤的护理。可分为个人日常护理与美容科院护两部分。

一、个人日常护理的方法、步骤和原则

个人日常护理的方法与步骤主要包括清洁、补水爽肤、润肤三部曲及防晒和面膜等。

（一）卸妆

卸妆是指在面部有粉底妆、胭脂、油彩妆、眼影、睫毛膏、唇膏等妆容时，应用卸妆油、卸妆液或卸妆棉进行去除化妆物的操作。卸妆后方可进行洗面奶清洁。

（二）清洁

清洁是指采用洁肤类产品去除皮肤表面的灰尘、化妆品残留物、多余的油脂和角质皮屑。清洁对于皮肤健康是重要的一步，不仅可以去除皮肤表面有害物质，维持皮肤洁净，而且有助于皮肤吸收营养。

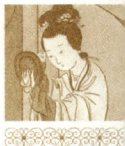

1. 常用的清洁类制剂

包括洗面奶、洁面泡沫、清洁凝胶、洁面皂、固体洁面粉、化妆水、磨砂膏、去死皮膏等。

2. 洁面产品的选用

油性皮肤与混合偏油皮肤适合选用清洁力强的泡沫型、乳化型洗面奶或洁面皂。干性皮肤、中性皮肤与敏感性皮肤适合选用清洁力温和、不刺激皮肤且兼有保湿性的凝胶型、乳化型洗面奶。清洁产品的 pH 值最好在 5～6.5 偏酸性范围，使用弱酸性清洁产品有利于保护皮肤的酸化屏障和抗菌力。应避免使用碱性肥皂产品及牙膏洁面，以免损害皮脂膜与角质屏障。敏感性皮肤应避免使用有明显刺激性的产品。清洁后如感觉皮肤紧绷、发热难受，说明产品清洁力过强，应更换为清洁力低一些的产品。相反，清洁后如仍感到皮肤油腻、不清爽，则需更换为清洁力强一些的产品。

化妆水通过化妆棉吸附后擦拭皮肤也可用于皮肤清洁。含酒精、水杨酸等成分的化妆水适合于油性皮肤清洁，无刺激的化妆水适合于敏感性、干性皮肤清洁。化妆水一般用于补妆、出汗及加涂防晒霜时的清洁。

3. 清洁护理的原则

（1）洁面的时间与次数　洗面奶洁面清洗时间一般为 1～2 分钟，干性皮肤短一些，油性皮肤长一些，油区多打圈。洁面频率，油性皮肤可每日 2～3 次，混合性皮肤 1～2 次，干性和敏感性皮肤 1 次。干性、敏感性、混合性皮肤需防止过用清洁剂导致过度脱脂损害皮脂膜，可以早上用洗面奶，晚上只用清水洁面，如果白天出油出汗多、吸附粉尘，则晚上也需使用洗面奶。洁面后应及时喷涂保湿化妆水。

（2）关于洁面的水温　油性与混合性皮肤适宜先用温水清洁，有助打开毛孔，然后用冷水收缩毛孔。干性与敏感性皮肤可直接用感觉合适的、偏冷的冷水洁面，有助锻炼皮肤，保持紧致，并避免过度脱脂；在冬季如因惧怕冷水，或在夏季出汗出油多状态，也可先用低温温水洁面，后用冷水收紧皮肤。

（3）关于去角质死皮　油性皮肤及角质层淤积者可 1～2 周应用 1 次

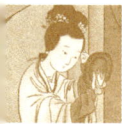

去死皮膏或磨砂膏。干性皮肤可 1 个月用一次去死皮膏。敏感性皮肤与超干性皮肤忌用去死皮膏和磨砂膏。

（三）补水爽肤

补水爽肤是指应用含保湿剂或收敛剂的化妆水、原液、凝胶等制剂，对皮肤进行补水保湿或爽肤控油的护理。补水保湿的目的是提供皮肤天然保湿因子，各种皮肤类型都需要，良好的皮肤水合状态是皮肤健美的基本条件，因此补水步骤很重要。爽肤控油的目的是收敛控油、疏通毛孔，主要针对油性皮肤、混合偏油皮肤。

高效价的保湿剂有透明质酸、神经酰胺、多肽、葡聚糖、甲壳素、氨基酸等，中低效价的保湿剂有丙二醇、甘油、黏多糖等。保湿剂不仅能够添加入化妆水中，而且也能够添加入洗面奶、膏霜乳液、面膜等制剂中。爽肤、收敛、控油剂主要有酒精、水杨酸、薄荷脑等，主要添加在化妆水中，也可添加在面膜和乳液中。

化妆水选用的原则，通常干性与敏感性皮肤适合选用高保湿的营养水、柔肤水、原液与凝胶制剂。油性与混合偏油皮肤适合选用具有爽肤、收敛控油兼保湿的收缩水、爽肤水。依皮肤缺水及油腻情况，每日可使用化妆水 1 ～ 3 次，过敏极度干燥等特殊情况下可隔 1 ～ 2 小时使用 1 次补水剂。化妆水通常应用喷雾或涂擦操作，要求分布均匀及重点到位，先喷雾或涂抹到位，后拍打至吸收。

（四）润肤

润肤是指应用含油脂、保湿剂、营养剂、功能活性物等成分的乳液、膏霜或凝胶、原液制剂，涂抹皮肤达到滋润保湿、营养驻颜、美白靓肤等目的。润肤是提供皮肤滋润营养、保持皮肤健美、延缓衰老的重要步骤。

用于润肤的油脂包括动物油、植物油、矿物油和合成油酯，质量要求达到化妆品级别。乳霜中添加的保湿剂与前述化妆水添加的保湿剂一样。添加的营养剂与功能活性物包括胶原蛋白、维生素类、表皮生长因子、胎盘素、有机酸、中药提取液、人参皂苷等。添加的美白剂属于安全的添加

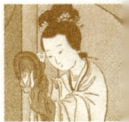

物有左旋 C、熊果苷、曲酸衍生物、氨甲环酸、氢醌衍生物等。

润肤产品的选择，通常干性、衰老性皮肤适宜选用膏霜乳液制剂，超干性皮肤、冬季与北方地区需要使用含油分较高的膏霜，偏干性皮肤、夏季与南方地区适宜选用油分较低而较为清爽透气的乳液；混合性、敏感性和油性皮肤适宜选用高保湿而较为清爽透气的乳液、凝胶和原液制剂。一般早晚各涂润肤产品 1 次，早上涂厚一些以助皮脂膜防御，晚上涂薄一些的较为清爽的乳液、凝胶或原液制剂，以利于夜间皮肤透气，因此夜间护肤品不宜堆叠太多以免影响皮肤呼吸。涂抹操作时，要求做到涂抹均匀、到位，保障重点，先涂抹揉摩，后拍打至吸收。

（五）防晒

日晒对皮肤与身体健康具有有益的一面，但晒多了尤其是面部皮肤暴晒则会造成日晒伤，主要是紫外线伤害引起的皮炎、色沉与光老化。因此对于皮肤健美来说防晒至关重要。主要的防晒措施有以下几方面：

1. 白天 10:00 ～ 15:00 这段时间尽量避免在太阳下活动。

2. 遮蔽防晒：使用太阳伞、鸭嘴帽、防晒口罩、防晒袖套、墨镜等遮蔽太阳。

3. 应用防晒霜：夏季使用防晒指数（SPF）≥ 50、防晒强度（PA）+++ 的防晒霜，其他季节使用 SPF 15 ～ 30、PA++ 的防晒霜。暴露在太阳下，需隔 2 小时补擦防晒霜 1 次，补擦时先用爽肤水化妆棉清洁皮肤。

4. 应用抗氧化剂：晒前晒后口服维生素 C、维生素 E、辅酶 Q10 及富含维生素 C 的水果等，有助抵抗晒伤。

5. 晒后修复：晒后及时使用胶原蛋白面膜、中药修复面膜、保湿制剂、修复再生制剂、美白制剂，可有效减轻晒伤、晒黑、防止色沉与光老化损伤。

（六）面膜

常见的面膜按剂型区分有水洗型、绢布型、凝胶型、撕揭型、中药面膜及石膏硬膜等制剂，按功效区分有保湿、抗衰老、美白、消炎、控油、

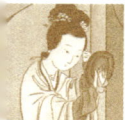

屏障修复等的不同。选用适合个人皮肤类型与护理目的面膜制剂，可在家庭每周做 1 ～ 3 次面膜护理。除过敏、炎症等急性问题的治疗需要可每天敷面膜外，平时保养不宜天天做面膜，以免影响皮肤皮脂膜与屏障功能的自身调节。

二、美容科院护的步骤与技法

美容科院护的基本护理步骤通常是：卸妆→清洁→（可穿插补水）→按摩→面膜→补水（爽肤）→润肤→防晒。还有一些特殊的或强化的步骤，如去死皮、粉刺针清、超声波导入或美容刮痧等。综合起来的常规次序是：卸妆→清洁→去死皮→补水爽肤→刮痧／按摩→或粉刺针清→超声波导入→面膜→补水爽肤→润肤→防晒。一般情况，在清洁、按摩、面膜步骤之后都要将洗面奶、按摩膏、面膜擦洗干净。干性皮肤与痤疮炎症皮肤、敏感肌及过敏状态的皮肤，其护理步骤、次序与技法是不尽相同的，如粉刺针清是痤疮皮肤护理专用的步骤，刮痧一般不用于痤疮炎症与敏感潮红皮肤。主要关键步骤的操作方法及其要求如下：

（一）护理准备

护理操作之前应先做好必要的准备工作，以便护理过程能按要求顺利完成。

1. 准备好一次性消毒的暗疮针、消毒棉片与棉球。清洗好喷雾机水杯。用品应定位备好置于推车上。

2. 摆好护肤品、用具、仪器，接好仪器插头。

3. 铺好床巾枕巾后，让顾客躺好，并盖好被单。通常需让顾客更换美容服或脱去外套。

4. 包头巾、围胸巾，头巾须扎紧，露出耳朵并整理好头发。胸巾包裹须使颈部露出。

5. 小面盆套上一次性塑膜袋后盛温水，敏感性皮肤以不冷的水温为度，夏季可用冷水。

6. 洁面用一次性小方巾，尽量不采用海绵泡和重复性纱巾，否则须严

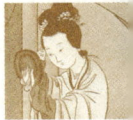

格消毒。

7. 使用热喷雾机须先在水杯中加足水（加水量不能超过高限线），预先打开开关加热。喷雾头出雾前不能对着顾客脸上或身上。

8. 暗疮针的消毒：通常使用一次性暗疮针。若要重复使用则需严格消毒：①用过的暗疮针随即放入盛有器械消毒液（戊二醛等）的针盆中浸泡消毒；②浸泡消毒24h以上时间后取出，用清水冲洗清洁，并检修后放入消毒针盒中，经过高压灭菌后备用。其他不符合控制"院感"规定的消毒方式（如酒精浸泡、紫外线消毒柜消毒等）均不得采用。

9. 操作者美容工作服须常洗消毒，指甲剪平，操作前戴口罩，净手消毒。

（二）卸妆

在清洁皮肤之前，对有妆容的顾客须先行卸妆。

1. 眉笔、睫毛膏、眼影与口红卸妆

以棉片蘸取普通洗面奶或化妆水，揉匀汲透后，轻柔擦去妆物。（注意睫毛膏擦法，避免洗面奶进入眼中，可用干棉片铺垫，棉签蘸洗面奶擦法。）

2. 腮红、胭脂与粉底卸妆

先用清洁力度较强的洗面奶（或卸妆专用洗面奶）擦洗一遍后，再做第二道护肤洁面（此次用适合肤质洗面奶）。

3. 舞台油彩妆卸妆

应用油彩专用清洁油擦洗一遍后，再用洗面奶做第二道洁面。

（三）清洁与去死皮

1. 清洁分类

清洁分为表层清洁、深层清洁和仪器清洁。

（1）表层清洁　用洗面奶清除附着于皮肤表面的灰尘、油污（详见个人日常护理）。

（2）深层清洁　针对油性、粗糙、粉刺皮肤，应用磨皮膏或磨砂膏或

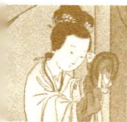

去角质膏进行深层清洁以去除毛孔内的污垢及皮脂，以及已衰老死亡的角质细胞，使皮肤透明洁净，毛孔畅通，保持皮肤正常的呼吸功能，减少痤疮发生概率。衰老性皮肤也可适当使用，以促进皮肤更新代谢。使用去死皮膏或磨砂膏，一般在洁面后按摩前进行。使用中药粉软化角质，在按摩前或后进行均可。

（3）仪器清洁　利用洁面仪或洁面刷为粗糙皮肤或留有胡须的皮肤进行清洁。利用离子喷雾机，对皮肤进行热喷蒸，利用喷出的热水雾，使皮肤角质层已老化死亡的角质细胞软化脱落，使堵塞毛孔的皮脂溶解，促进毛孔畅通。利用晶砂磨头仪器进行角质磨屑，达到角质剥脱、促进表皮更新的目的。

2. 洗面奶清洁操作技法

（1）洁面方巾拿法　主要有方块夹拿法与长形绕卷法两种。

（2）洗面奶蘸取与铺展方法　①取洗面奶适量置于操作者掌面靠大鱼际侧，或手背合谷位区，再以中指蘸取洗面奶五点梅花式分配于额部、两颧、鼻尖与下巴部位，而后以中指、无名指指腹打圈铺匀，次序是额—鼻—唇颏—面颊颧。打匀后做正式洁面动作。②或将适量洗面奶置于操作者掌心，双掌合摩后用带洗面奶的掌指面涂抹于面部，次序是颈—下巴—唇—面部—额的两侧。（冬季天冷宜将洗面奶在手上摩暖后再放于面部。）

（3）洁面操作动作　介绍二套洁面动作套路。

套路A：

①额部：打圈摩，开始在眉心、额中间打圈，后从中间往两侧打圈，分下中上三横线，每条横线末尾指压点着，每线重复2～3遍。T区眉心应多摩。（均使用双手中指、无名指指腹操作，忌用食指。）

②鼻部：上下竖推鼻两侧，圈摩鼻翼、鼻头数遍。黑头多应多摩几遍。

③上下唇及下巴：以中指绕唇上两侧划弧数遍。下巴区多打圈。

④面两侧：由下巴移至面两侧打圈，鼻侧多打圈，之后打圈走4条线，颏中至翳风线，地仓到听宫线，迎香至耳上线，鼻柱旁至太阳线，每条线收尾指压点着，每线重复2～3遍。

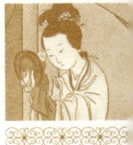

⑤眼部：绕眼睛划大圈数遍后，由内向外轻抹上下眼皮。（勿使洗面奶进入眼中。）

⑥轻松整理：双手掌心沾湿后，指掌面由上轻抹整理面部，将残余洗面奶带于手上，洗颈部。

⑦颈部：双手横抹摩洗颈部皮肤数遍。

⑧耳部：指腹摩洗清洁外耳。

⑨用湿巾将洗面奶擦洗干净，中间需更换清水 1 ～ 2 遍。

套路 B：

步骤顺序改为由下往上：颈→下巴→上下唇→面两侧→额→眼周→鼻→耳。基本动作同套路 A。

（4）洁面动作的适宜性与良性要求

①须根据肤质确定适宜的着力度与清洁时间。敏感性皮肤应轻柔、着力轻浅，时间 1 分钟。中干性皮肤着力中等，混合性皮肤 T 区加力，时间 2 分钟。油性粗糙皮肤着力较深，力达皮下，深层清洁，时间 3 ～ 4 分钟，并可配合热喷雾蒸汽。

②要求动作连贯娴熟，打圈圆滑舒适，轻重适宜，出油区多摩。切忌动作粗重生硬、不连贯，引起不适与敏感。干涩不好打圈摩时，宜沾水润滑，如由于洗面奶取量太少，可添加少量。取洗面奶时应准确取量，脸大与油性皮肤多取一点，脸小与敏感皮肤少取一点，过多则造成浪费并易进入眼睛，过少则不够润滑。

3. 擦脸操作

皮肤护理过程在清洁、去死皮、按摩、面膜等步骤均需擦洗，护理过程擦脸次数多，因此擦脸动作的娴熟十分重要，关系到效率、舒适性和护理效果，应引起足够重视。主要注意以下几方面：

（1）纸巾湿度适当，以不滴水为度。过干不好擦，且干涩会不舒服、伤皮肤，过湿会流水滴。当应用水洗式面膜过干时，宜先用湿毛巾浸湿后再刮除后擦洗。

（2）擦洗力度和动作快慢应适当，粗重手感会伤皮肤或引起敏感，对于敏感嫩薄皮肤尤应轻柔，但对一般皮肤则不宜过轻。

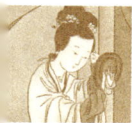

（3）纸巾拿法须正确、熟练、规范，主要有绕指拿法与方形折叠夹持拿法两种。擦洗时面巾与皮肤应服帖、清除膏体效率要高，勿因此延误时间，应避免擦洗死角有膏体残留。

（4）擦洗洗面奶、死皮膏、面膜各须更换清水一次。

（5）擦洗动作方向原则由内向外、由下向上。最后可应用吸按、敷按动作。

（6）总的要求做到熟练高效率，手法力道适当、服帖舒适、干净无残留。

4. 去死皮护理

去角质死皮的方法主要有化学溶解和物理摩擦、磨屑去除角质两类方法。化学方法常用去死皮膏产品，通过碱性来溶解角质。物理方法常用磨砂膏、晶砂磨雕仪器，通过摩擦与磨屑使角质层脱除。中药植粉去死皮兼备化学溶解与物理摩擦双重去死皮效应。去死皮方法应用的原则参照前述清洁护理的原则。去死皮护理的操作方法如下：

（1）去死皮膏（素）法　均匀薄涂一层，留置数分钟至基本干透后，用指腹轻搓起胶。须双手配合，左手按住皮肤，右手由内向外搓擦，避免牵拉皮肤，忌过重搓擦。

（2）磨砂膏法　将磨砂均匀涂于面部，T区多涂，周边少涂。继以指腹轻摩，T区与粗糙区多摩，干薄与皱纹区不摩。忌过重摩擦，防止擦伤皮肤，轻摩3～4分钟后用湿巾洗净。

（3）中药植粉法　将泡好的针对不同肤质的中药粉糊以指腹蘸取置于局部皮肤，先揉摩毛孔粗糙或色斑、色印等问题性皮损处，揉摩5～8分钟，最后再将剩余的粉糊涂于全脸敷成薄膜。不同肤质的揉摩指法不一样，干性皮肤与色沉部位指法以按揉为主，不摩擦皮肤；油性皮肤与毛孔阻塞部位施以摩擦指法以帮助毛孔角质溶解。敷膜留置8～10分钟，刮除前热喷3分钟后，先用面膜棒刮除，再用湿巾擦洗干净，随即涂抹化妆水。

（4）晶砂磨屑法

①根据皮肤状况与处理的问题，应用磨砂仪器，选择大小、粗细合

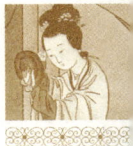

适的磨皮头及钻头吸力。一般面部用中磨皮头，眼部用小磨皮头，身体部位用大磨皮头；处理眼部皱纹、色沉、面色暗沉用较细钻石颗粒，中弱吸力；毛孔角化、粉刺、凹洞、妊娠纹、瘢痕疙瘩、脂溢角化用中至粗钻石颗粒，中强吸力。

②先进行面部清洁、消毒，钻石磨皮头灭菌处理。

③开机后，调节合适负压吸力，钻头按住皮肤拖动，重复合适的遍数。

④磨皮后用纯净水、消炎水清洁皮肤，继而可进行合适的补水、敷膜或功能性产品导入。

⑤仪器使用后续及时清洗钻头，灭菌备用。

⑥注意事项：不能过度磨皮，防止导致皮肤损伤和敏感。

（四）面部美容刮痧

1. 面部刮痧器具与介质

常用牛角或玉石制作的鱼形刮痧板，也可应用新型导液刮痧器。润滑介质常用面部精油，也可应用润肤霜、精华素、原液、按摩膏等。

2. 面部美容刮痧的适应范围与功效

适宜干性、衰老性、混合性肤质之黄暗、松弛、皱纹、色斑、色素沉着皮肤应用，原则上炎症性与过敏状态皮肤不予刮痧，而敏感性皮肤需谨慎应用刮痧。面部刮痧可促进面部循环、紧致皮肤、改善面色、化瘀祛斑、宣通嫩肤，或可镇静安抚，也能促进营养素吸收。

3. 面部美容刮痧操作要求

面部美容刮痧与身体刮痧技法要求不同，需做到手法舒适，只活血不出痧。要求正确并灵活持握刮痧板，技法灵巧、力道适宜、伏贴舒适，柔和、渗透、流畅，不痛、不出痧，达到皮肤微红微热即可。对不同的皮肤状态，需严格区分应用适宜的刮痧介质、刮痧手法与强度。干性皮肤刮痧力道深透些，而油性皮肤刮痧力道应轻浅，敏感性皮肤刮痧应极其轻柔并以点穴、安抚为主。刮痧介质用量需适当，过少干涩，过多易进入口鼻、眼。全脸刮痧时间 20 分钟，眼护刮痧时间 15 分钟。刮痧后可续做手法按

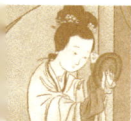

摩，但按摩时间应予缩短，不续按摩的则宜续敷面膜。

4. 刮痧手法步骤

（1）鱼头腹刮承浆—翳风线，地仓—听会线，迎香—耳门线，环刮口唇线，各数遍，先长线，后短线。

（2）鱼尾刮颧骨中、上线，来回刮眼袋线，环绕刮上下眼皮，扫鱼尾纹横抹眼袋，刮眉弓下、中、上缘，各数遍。

（3）鱼头或鱼尾横竖刮额区各数遍。

（4）鱼头或鱼尾刮鼻根、鼻梁、鼻头、鼻翼。

（5）鱼尾点穴。

（6）鱼头由下往上、由内往外整理脸廓。压额发际。

（7）刮痧范围可延伸至颈、耳部。

（五）面部美容按摩

面部美容按摩是中医美容保健重要的方法之一，具有良好的美容作用。中医美容按摩以经络腧穴学、气血筋脉论和推拿学等中医学理论为指导，凸显经穴功能、手法功效和辨肤施按的特色。与生活美容按摩以肌肉纹理和淋巴导流理论为指导的按摩，以及缺乏肤质针对性的美容按摩有显著差别。中医美容与生活美容的按摩技法，可以相互借鉴、融合，以利发挥更好的效果和舒适性。

按摩手法刺激面部的皮肤组织与经络穴位，能够改善皮肤血液循环，促进皮肤新陈代谢，增强细胞再生能力，调节皮脂腺和汗腺的分泌，缓解肌肤疲劳，增强皮肤肌肉张力，促进皮肤对各种营养护肤品与药物护肤品的吸收，达到皮肤健美效果。面部美容按摩的技法应具备良好的手感，符合顺纹理、顺肌肉、循经络的要求，轻重适当、得体，干性、衰老性皮肤按摩力道需较为渗透，按至皮肤微热微红，而敏感性、油性及痤疮皮肤按摩宜轻浅柔和。优良的技法要求渗透而柔和，动作均匀连贯而到位，主次与深浅分明，轻重适宜（依据部位、肤质与个体）。

按摩时间：中、干性皮肤及混合性皮肤 30 分钟；油性与长痘皮肤 15 分钟加疏导腠理手法 5 ～ 10 分钟；敏感性皮肤 15 ～ 20 分钟；眼护按摩

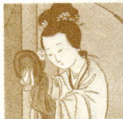

15～20分钟。面部按摩时间不宜过长，否则容易适得其反导致皮肤松弛。通常应用按摩膏做润滑剂对面部皮肤进行按摩，按摩时需选用不同肤质适宜的按摩膏，干性皮肤选用膏体较油的滋养性的按摩膏，油性皮肤选用清爽、控油性的按摩啫喱，敏感性皮肤选用舒敏、修复性的按摩啫喱和按摩膏。按摩时可以结合热喷（敏感性皮肤在夏季宜用冷喷）10分钟。面部过敏、急性炎症或化脓性皮肤病及传染性皮肤病除施以点穴手法外，一般不做其他按摩手法。

面部美容按摩的"适宜性"和"优良性"应引起足够的重视。所谓"适宜性"，是指针对皮肤不同的状态，施以不同的手法，发挥不同的功效，从而提高对不同肤质与问题性皮肤状态的调理效果，并避免产生不良作用。所谓"优良性"，是指在"适宜性"辨肤施按的前提下，做到手法娴熟、手感良好、力度适宜和动作到位，实现最佳的舒适性和按摩效果。然而，现在仍然有许多的美容师只掌握粗浅按摩的花样动作，而不注意理会手法的原理、作用和适宜性，按摩手法千篇一律，"适宜性"和"优良性"的概念淡薄，使美容按摩成为"中看不中用"的花样动作。凡达不到"适宜性"和"优良性"要求的按摩，均属于"不良按摩"。"不良按摩"不仅影响按摩效果，而且可能会带来按摩副作用。

美容"不良按摩"的具体表现：①"适宜性"要求存在的问题：手法"千遍一律"，不分皮肤类型，缺乏个性化。如，面部皮肤循环与营养不良、面色暗沉、萎黄、松弛等状态，适宜应用"荣肤"按摩技法，按摩后可达到促进血管扩张、血液循环，增进皮肤内供营养，促进肌肉放松和皮肤紧致，立见面部发热红润的效果，属于"适宜按摩"；但将适合于干性、晦滞、松弛和衰老皮肤按摩的手法，应用于油性、痤疮和敏感皮肤，则会因为按摩过度、血管扩张而使痤疮炎症或敏感加剧，油脂分泌更加亢进；或将适合于敏感、痤疮、油性皮肤按摩的手法，应用于干性与衰老皮肤，则会因为手法过于轻浅、渗透不足，不能充分促进面部血液循环而达不到应有的荣肤效果，这些现象均属于"不适宜按摩"。②"优良性"要求存在的问题：手感重与轻、硬与柔、深与浅的把握，以及动作的分配、流畅和娴熟性等方面存在不良问题，表现为动作重而硬、轻而飘、轻重不

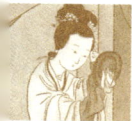

适宜、动作不到位，以及动作飘忽散乱、不连贯，动作缺乏针对性、分配不均，或存在明显不合理动作与手势。

面部美容按摩具有特定的、基本的手法元素，做到美容按摩的"适宜性"与"优良性"是设计编排手法套路的根本原则和提高美容按摩效果的基本保障，也是每个美容师应具备的基本功和应尽的职责。如果只学一套手法，则需在服务不同肤质和个体时，对手法的轻重、深浅、柔和性、按摩时间和某些动作的增减等方面加以调整变化。现介绍陈友义医生设计的针对不同肤质按摩要求的四套中医美容面部按摩手法（称为"中式"美容按摩手法）。

1. "中式"美容按摩手法的特点

（1）手法分为Ⅰ～Ⅳ四类，以适应不同皮肤状态"适宜性"按摩和"优良性"按摩的要求。

（2）手法突出腧穴和经络的调节作用，结合皮肤肌肉、五官、淋巴、血液循环、神经反射、皮脂腺分泌和弹力纤维等生理特点，综合中西医学原理，浓缩东西方按摩、医学美容与生活美容按摩手法的特色，充分发挥美容按摩的功效。

（3）手法以中慢速节奏为主，兼有快节奏，动作和缓从容，步骤清晰，富有韵律。

（4）手法轻与重、深与浅、渗透和柔和、激发与安抚、兴奋与镇静有机结合，协调统一。

（5）注重手感的适应性、精确性和舒适性，配合施术者相应的心境和意念。要求术者手法娴熟、动作和手感到位并运用恰当，以及明了动作和手感的作用并体会受术者的感受。

2. "中式"美容按摩手法的分类与手法原理

（1）Ⅰ类按摩手法　针对干性与衰老性及混合偏干皮肤，表现干燥、循环和营养不良、面色黄晦、无光泽、皮肤与肌肉弹性差、松弛、皱纹、长斑，甚至衰老萎缩而设计的按摩手法。

1）手法原理：①通过"补法"点穴，推经络，发挥经穴调节效应。②通过渗透、深层按摩，增强皮下组织与肌肉的机能，促进血液、淋巴循

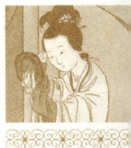

环。③通过轻叩弹拿手法，活肤除皱化斑。④通过抚摩、舒适手感，使皮肤润滑舒展，神经放松，消除紧张疲劳。⑤手法以深层按摩为主，着力较为渗透，结合表层摩滑安抚和五官保健按摩，既能激发、增进，又能舒缓放松，实现双向调节。⑥要求手法娴熟，手感舒适，渗透而柔和，有力而适度，不硬不痛，动作准确到位。按摩时能够舒适催眠，按摩后倍觉轻松、神清气爽。

2）主要效果：激发穴位、经络和神经反射，促进皮肤组织血液、淋巴循环，改善细胞营养和新陈代谢，促进皮肤呼吸，消除面部肌肉疲劳，增强肌肉与皮肤弹性，激活皮下组织弹力纤维和皮脂腺的功能，舒展皱纹、吸收色素、红润光泽面色。

3）注意事项：①避免手法粗硬、损伤肌肉或过分牵扯皮肤，避免手势方向不对使皮肤松弛、下垂等"不良按摩"。②避免干涩状态按摩使鱼尾纹、碎纹增加。③避免手感生硬或过轻，避免手法不娴熟、不到位，避免顾客不舒适引起情绪急躁、皮肤与肌肉紧张不放松，导致反作用或达不到应有效果。

（2）Ⅱ类按摩手法　针对油性、混合偏油皮肤，表现油脂分泌旺盛、毛孔堵塞粗糙、粉刺白头、黑头、痤疮结节、痘印而设计的按摩手法。

1）手法原理：①通过"泻法"点穴，发挥穴位调节作用。②通过皮肤中浅层揉摩，使啫喱膏活性成分吸收，并软化角质、细嫩肌肤。③通过疏导腠理手法，宣通毛囊与皮脂导管，软坚化瘀消肿。④手法以中浅层按摩为主，着力中等，不宜重深，对痤疮炎症红肿明显者着力宜更轻柔一些，少揉摩多点穴，毛孔粗糙部位应多磨几遍，脓肿与结节可在皮损周边应用挤捏手法。⑤要求手法娴熟、手感良好，着力适当，避免扩张血管，达到镇静、放松、宣泄与退热退肿作用，勿使皮肤更加发红、发肿及使皮脂分泌更加亢进。

2）主要效果：软化角质粗糙、细嫩皮肤，疏导腠理、宣泄毛孔、疏通皮脂导管、促进瘀阻皮脂向外排泄，软化硬结，镇静褪红，化瘀消肿。

3）注意事项：①避免按摩过重过深或过度，使皮脂分泌更亢进。②避免扩张性与过重、过度按摩使痤疮炎症加重，皮肤更热更红更肿。

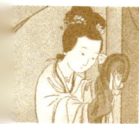

（3）Ⅲ类按摩手法　针对敏感性皮肤，表现皮肤受刺激易红、易痒、易肿、易过敏而设计的按摩手法。显性敏感者目测可见皮肤潮红与血丝、表皮嫩薄；隐性敏感者虽然脸不红，但对化妆品、按摩等刺激易发红过敏。

1）手法原则：①通过"平补平泻法"点穴，发挥穴位调节作用；②通过皮肤浅层轻柔和缓的抚摩，使皮肤神经弛缓、安静，避免受刺激过敏反应；Ⅲ类手法须着力轻浅，动作尤其注意柔和舒缓，以抚慰舒滑和点穴动作为主，切勿使用刺激手法和过重、过度按摩，细心防止过敏反应。

2）主要效果：舒缓、镇痛，调节皮肤神经应激性反应，抑制皮肤敏感性，实现舒敏护理目的。

3）注意事项：①避免粗鲁、过重、过深、过度的按摩使皮肤神经出现应刺激敏感反应；②避免其他"不良按摩"影响护理效果。

（4）Ⅳ类按摩手法　针对眼部护理，表现眼皱、黑眼圈、眼袋、眼部皮肤循环与营养不良，眼部皮肤衰老等现象而设计的按摩手法。

1）手法原理：①通过"补法"点穴，激发眼区近部穴位的效应；②通过深层揉摩与推肌、推眼袋，促进微循环与淋巴循环，激活肌肉弹性与眼袋组织吸收；③通过轻抚与抹皱手法，消除眼睛疲劳、舒展皱纹；④手法须深浅结合，动作精细，轻重适宜（过轻没感觉，过重易疼），润滑移动，但勿过量使用膏体而进入眼睛，按摩时感觉舒适，按摩后倍觉眼睛轻松、明亮。

2）主要效果：消除眼部疲劳，促进血液、淋巴循环，增进组织营养和供氧，恢复组织活力与弹性，舒展皱纹，退黑眼圈，吸收眼袋，明目安神。

3）注意事项：①避免动作粗重，引起疼痛或损伤；②避免过分牵扯导致皮肤拉松；③避免干涩摩擦使碎纹反而增加；④避免无效与有害按摩。

3."中式"美容按摩手法步骤

【Ⅰ类按摩手法】

手法主要构成：深层按摩，表层按摩，经络穴位按摩，五官保健按摩。具体手法步骤如下：

（1）额部动作

①起势开穴，中指指腹揉按太阳穴。揉一定一揉。

②中指指腹垂直向上深层推肌。自眉上缘推至额际线，从眉尾起至眉心印堂穴，离一指位推一直线（中途不减力、不飘滑，须保持渗透力），每线重推3遍后换位，收手明显点按（配合身体摆动向下按，勿仅靠指端用力）。（图2-1）

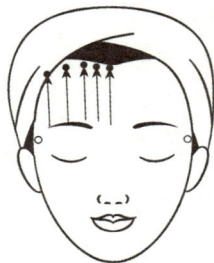

图2-1

③中指与无名指指腹交叉深层推肌。先从眉心至神庭中线区由下往上，再由上往下，重复3遍。继走横线，分上下区，推至太阳穴，点按后回推，重复2遍。（图2-2）

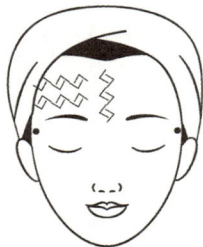

图2-2

④中指与无名指打圈深揉推肌（由外向内打圈）。分上中下三条横线，先从下线由中间向外揉至额骨外缘凹陷处，收手速按弹起。各重复3遍。（图2-3）

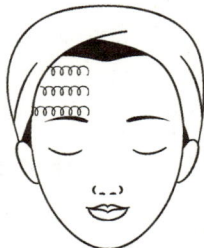

图2-3

⑤四指指腹向上齐推。从眉上缘推至额际线，收手按压并横推滑起，重复3遍。（图2-4）

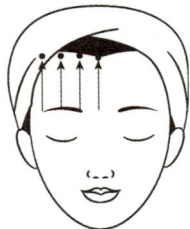

图2-4

⑥安抚舒展。四指交叉，抚按前额，抹开至额角转向上提抹。（图2-5）

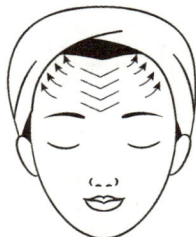

图2-5

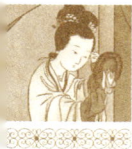

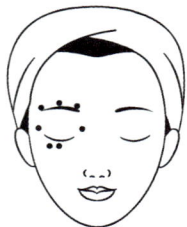

图2-6

（2）眼部动作

①点按眼周穴位。拇指按攒竹、鱼腰、丝竹空、瞳子髎、球后、承泣，食指按睛明。（图2-6）

②四指并拢弧型指腹揉上、下眶内缘。（图 2-7）

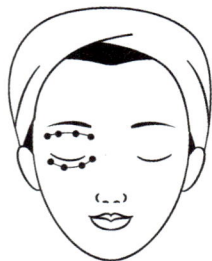

图2-7

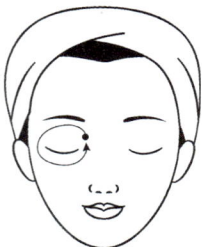

图2-8

③中指指腹推划眼眶内圈，圈尾点上眶窝，重复4遍。（下眶为由外向内，上眶为由内向外。）（图2-8）

④扫鱼尾纹，推眼袋。两手交替配合，向上轻抹横扫鱼尾纹。无名指深推眼袋，中指推上眼眶内缘，由外向内转推至眼内角鼻骨边点按。（图2-9）

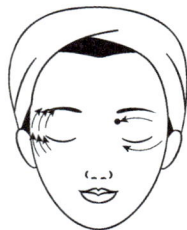

图2-9

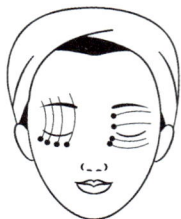

图2-10

⑤按抚舒缓眼部。四指并拢屈成弧形，直放轻揉眼部，改横放轻揉后横抹向外上方。（图2-10）

（3）鼻部动作

①推鼻柱。上眶窝—迎香线。以中指指腹上下推按，起止点穴明显，

来回 3 遍，继改快推不点数遍。（图 2-11）

②夹推鼻梁。双手中指指腹对夹鼻梁，上下快推数遍。（图 2-11）

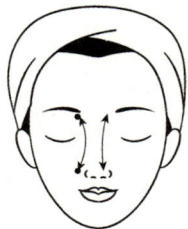

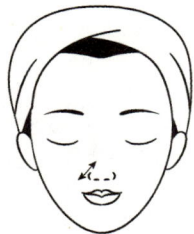

图2-11

③推鼻唇沟。鼻通—迎香—地仓线。中指推上下斜线，推数遍。（图 2-12）

图2-12

④摩鼻翼。中指与无名指指腹摩鼻翼数圈。（图 2-13）

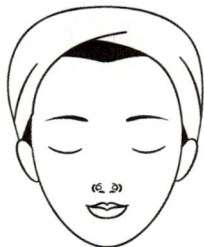

图2-13

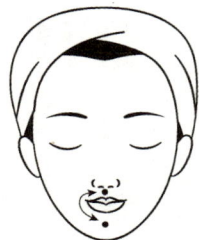

（4）唇周部动作

①推唇龈。绕推人中—地仓—承浆线。中指指腹从人中深推至承浆（经过地仓），起止穴点按明显，以右中指按穴，左中指侧靠，推力深达牙龈。划推 3 遍。（图 2-14）

图2-14

②推下巴。绕推承浆—大迎—上廉泉线。以中指指腹来回推 3 遍，起止点穴明显。（图 2-15）

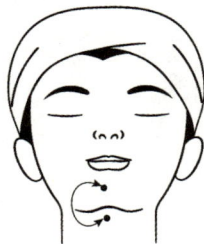

图2-15

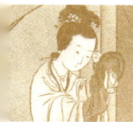

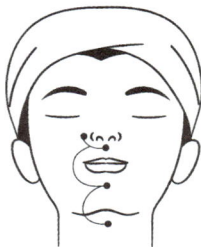

图2-16

③划葫芦线。中指指腹绕推上廉泉—承浆—人中—迎香线，来回3遍，起止点穴明显。（图2-16）

（5）面颊部动作（图2-17）

中指与无名指指腹打圈深揉颊颧部肌肉，着力达肌肉深层，走以下4条线。

①承浆—翳风线。止点按翳风穴，重复3遍。

②地仓—听宫线，止点按听宫穴，重复3遍。

③迎香—耳门线，止点按耳门穴，重复3遍。

④鼻根—太阳线，止点按太阳穴，重复3遍。

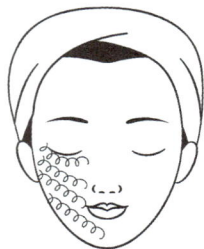

图2-17

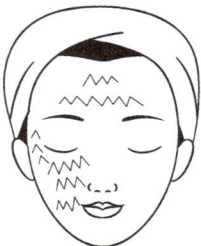

图2-18

（6）轻叩弹拿动作：以拇指与食指、中指指腹轻叩弹拿揪捏全脸皮肤，1～2分钟。（图2-18）

（7）全脸整理舒缓动作（图2-19）

以指掌面从下至上抹抚整理面部皮肤一遍（沾水润滑）。

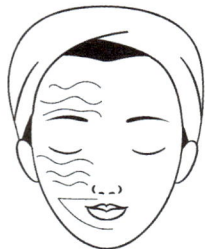

图2-19

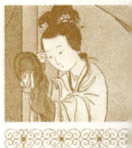

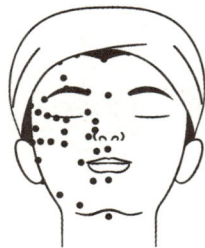

图2-20

（8）"补法"点穴（图2-20）

恰当选用拇指、中指、食指指腹点压穴位，每穴点压停留3秒，力道以酸胀不痛为度，共36穴，顺序是：印堂、攒竹、鱼腰、丝竹空、瞳子髎、球后、承泣、睛明、鼻根、鼻通、四白、上迎香、迎香、巨髎、颧髎、下关、上关、水沟、口禾髎、地仓、承浆、夹承浆、上廉泉、大迎、颊车、翳风、听宫、耳禾髎、太阳、阳白、神庭、头临泣、头维、悬颅、曲鬓、角孙。

要求：①穴位准确；②不同穴位受力不同，用力轻重须恰当到位；③注意用指选择、手型和用力方向；④做到点穴有酸胀麻感，避免过重疼痛或过轻无效。

（9）推经络

要求：推经过程须着力深层，保持均匀渗透力，勿飘滑虚划。

①额部竖3线、横3线。以拇指推印堂至神庭线，鱼腰至头临泣线，丝竹空至头维线；横推下、中、上三线，从中间至额骨外缘。收止处按压明显。重复3遍。（图2-21，图2-22）

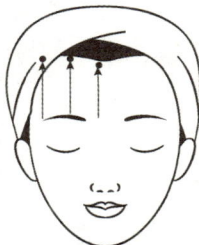

图2-21

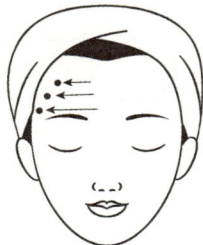

图2-22

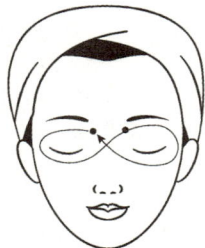

图2-23

②中指绕眼眶内缘∞字推，点按上眶窝。绕3遍。（图2-23）

③中指推上眶窝至阳白线。经过迎香、巨髎、下关、上关和太阳穴。重复3遍。（图2-24）

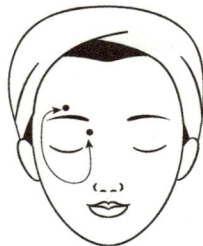

图2-24

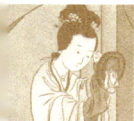
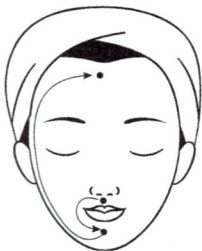

图2-25

④中指推承浆至神庭线。经过大迎、颊车、听宫和曲鬓穴。重复3遍。（图2-25）

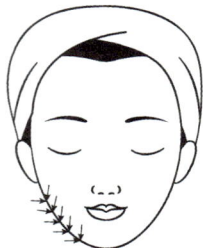

图2-26

（10）捏颌弹颊动作

①捏压下颌骨。以拇食指夹捏下颌骨下缘，从下巴中间开始至下颌角后，重复3遍。（图2-26）

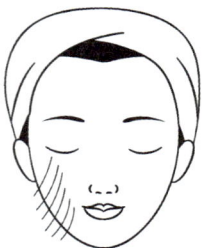

图2-27

②指弹面颊。先双侧，后单侧，安抚。（须湿滑轻弹，勿干涩及着力过重。）（图2-27）

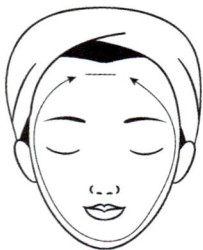

图2-28

（11）划脸廓、抚额抬颌动作

①以中指、无名指指腹推划脸廓外缘，先压神庭部，双手交替各2遍。（图2-28）

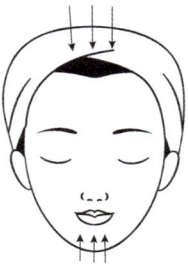

图2-29

②以一手按额，另一手托抬下颌，先抬紧，后短促震拉数下，带动身体。（图2-29）

（12）全脸整理放松与提升动作（图2-30）

①以大鱼际肌由下至上滑摩（须湿滑）。

②以指掌面抚摸放松。

③以指腹、指掌面从下至上全脸提拉。

（13）颈部动作

①由下往上抚抹（湿滑）。（图2-31）

②短线横抹。（图2-32）

③长线横抹，收手至耳后加力。（图2-33）

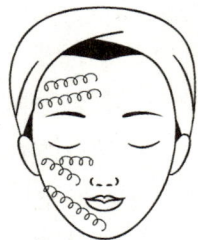

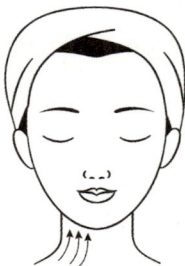

图2-31

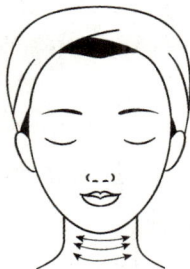

图2-32

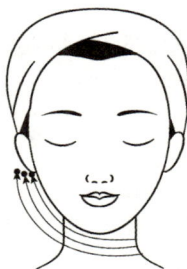

图2-33

（14）耳部动作（图2-34）

①夹推耳部。中指夹耳前，无名指夹耳后，上下着力慢推数下，继改快推弹起。

②揉按耳垂、耳轮、耳腔。

③手掌抚揉外耳。

结束。

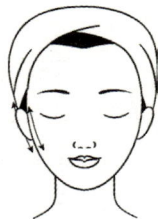

图2-34

【Ⅱ类按摩手法】

手法主要构成：中浅层按摩，点穴推经，五官保健按摩，疏导腠理手法。具体手法步骤如下：

（1）额部动作　中指与无名指指腹揉摩打圈（由外向内），着力中等达中浅层，额部均匀摩遍，眉心区多摩。额两侧与额际可按压。

（2）眼部、鼻部、唇周部与额部动作　动作同Ⅰ类手法，可减少动作

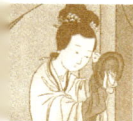

重复遍数、缩短时间。鼻翼区可多摩。

（3）面颊部动作　手感同额部揉摩动作，均匀打圈，由下往上操作，毛孔粗糙处多摩，面侧收止点可按压。

（4）"泻法"点穴动作　采取上下点放点穴手法，穴位次序同Ⅰ类手法。

（5）捏颌、划脸廓、按额抬颌动作　动作同Ⅰ类手法。

（6）全脸整理放松提升动作　动作同Ⅰ类手法。

（7）颈部和耳部动作　动作同Ⅰ类手法。

（8）疏导腠理动作　即挤捏皮脂腺导管手法。毛孔粗糙、粉刺硬结处多挤捏，脓疱处应捏其周边以托脓头。本动作应在按摩膏洗掉后进行，否则皮肤太滑不好捏。

结束。

【Ⅲ类按摩手法】

手法主要构成：浅层安抚按摩，点穴，五官保健按摩。

具体手法步骤基本与Ⅱ类手法相同（无疏导腠理动作），但手感更轻柔和缓些，突出抚慰与点穴，点穴着力较轻。

【Ⅳ类按摩手法】

手法主要构成：点穴，抹皱、舒缓，推经、推眼袋。具体手法步骤如下：

（1）眼周开穴：用"补法"点穴法，适当选用拇指或中指操作，顺序是：阳白、印堂、攒竹、鱼腰、丝竹空、瞳子髎、太阳、球后、承泣、上明、睛明（用食指）。

（2）揉眶内缘：先以中指指腹揉上眶内缘，自上眶窝开始，由内往外揉至眼外角转定按，重复2遍。继以拇指指腹揉下眶内缘至内角下方转定按，重复2遍。再以四指并拢成弧形揉，先上眶内缘，后下眶内缘。

（3）划眶内圈，扫鱼尾纹，推眼袋。动作同Ⅰ类手法。

（4）挤捏眉毛：以拇指与中指或食指挤捏，由内移向外，重复数遍。

（5）弹拿活肤：弹拿眼部与眼周皮肤，动作同Ⅰ类手法。

（6）压迫眼肚：以拇指横放压眼袋1～2分钟。

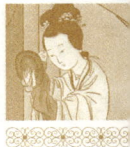

（7）安抚：动作同 I 类手法。

结束。

（六）超声波导入

将适合各个皮肤类型的功能性精华液等介质通过超声波导入皮肤，促进吸收，同时超声波本身具有促进血液与淋巴循环、增进皮肤代谢和再生作用。超导步骤一般在按摩后、面膜之前或之后进行，超导后精华素不需擦洗。

美容超声波导入仪较适合应用于干性、衰老性、色沉、痘印、毛孔粗大皮肤，对于敏感肌与痤疮炎症皮肤在正确参数与功能介质协同下也能发挥积极作用。通常超声波美容仪应用的参数要求是：暗沉、瘀滞、衰老、不敏感的皮肤，使用连续波，频率高些，超导时间 10 ～ 15 分钟，探头有明显发热；而敏感性、炎症性均宜应用疏波，频率低些，操作时间 8 分钟左右，探头不宜明显发热。敏感肌皮肤发红发热状态与痤疮针清后若进行超导，在分别配合舒敏精华液与祛痘精华液同时，可改用冷锤仪导入。

操作时，探头先消毒，依据皮肤选择合适的波形和频率，将精华素滴于超导皮肤部位，探头与皮肤紧贴转圈。注意探头在几分钟后会比较烫，因此勿长时间停留，避免烫伤皮肤。结束后及时清洁探头。

也可应用阴阳离子导出导入仪替代超声波导入。

（七）粉刺针清

毛孔中的油脂，粉刺白头、黑头皮脂栓及脓性痤疮的脓头脓液，经过技术处理予以排出，对避免粉刺发炎、促进脓疱吸收消退和减少凹洞形成是有帮助的，可应用的技术主要有暗疮针和真空吸管方法。真空吸管仅可吸刮排除毛囊中较松软可流动的皮脂，皮脂栓与脓头需要暗疮针才能处理，因此重点是暗疮针操作技术。

针清步骤在面膜之前进行为宜，针清后不宜再做按摩。粉刺针清是治疗痤疮的重要技术环节，主要技术要求如下：

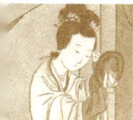

1. 总的要求

严格消毒，无痛少痛，准确彻底，微创无创，不留瘢痕。针清操作不当，可造成皮肤裂口、擦破皮、淤青，或皮脂栓、脓头残留等，导致创伤痂皮、瘢痕、痘印色沉，或造成炎症扩散、续发化脓，应予以避免。

2. 消毒

用棉片吸附消毒酒精，擦拭术者手指与一次性暗疮针。患者皮肤术前应用碘伏或甲硝唑、百多邦等抗菌液消毒，不宜应用酒精或器械消毒液等刺激性消毒用品。

3. 判断

通过目测（光线要充分）和指腹触感及经验，判断粉刺性质及毛孔，如皮脂栓有无及深浅长短，有无脓头脓液等，除深层炎症初期漫肿无头、疼痛明显者（即所谓痤疮未熟）外，白头、黑头与脓疱皆可进行针清排除。

4. 刺孔通隧

务必看清找准毛孔，或判断准管隧开孔，用针尖顺毛孔方向刺入 0.5～3mm，摇大针孔，通畅隧道，减轻阻力，以利内容物排出。

5. 挤压排出

（1）易排出的浅表白头、黑头及丘疹，如不需刺孔可直接用针柄压出。

（2）干涩白头和深堵皮脂应先刺孔通隧，再以针柄压出，必要时需用棉签与针柄对挤方可易于挤出。

（3）炎症型的丘疹、脓疱在刺孔后，需用一对棉签对挤，不宜用针柄环压挤，以防皮肤破裂。

（4）斜行的毛孔，针柄应顺向毛孔压出。挤压白头皮脂，针柄着力点离毛孔 0.5～1mm，勿太靠近毛孔，压力掌握要到位，既要求深层排尽无残留，又要求勿压裂皮肤。挤压脓头脓液时，棉签应压在脓疱外围，压挤时勿滑走，防擦破皮肤。要懂得判断是否已排出干净。

6. 止血、收口、杀菌、消炎

针孔选用碘伏、百多邦抗菌液、甲硝唑抗菌液、生物抗菌液棉片或棉签按压，以收敛闭合创口并杀菌消炎。对创口出血明显者用无菌棉签按压

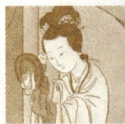

止血后再擦消毒剂，防止淤血、血肿。也可再用高周波收口灭菌化瘀。或应用蓝光照射助消炎抑菌。

7. 冷敷

针清消毒后，敷冰箱冷却过的冰冷的消炎褪红中药面膜最佳，也可用冰袋冷敷镇静、退热、褪红，收敛皮肤。或可用冷导仪导入消炎祛痘精华液，导入后再敷冰面膜。

8. 其他注意事项

暗疮针针尖应圆利而细，起钩不能用。一般须通过角质软化、开张毛孔步骤后方可进行针清。皮肤缺水干燥者针清前可先涂爽肤水，以防水分蒸发致皮肤毛孔闭敛。

（八）面膜

不同剂型、不同功效的面膜，操作方法与敷膜时间有所不同，需按照产品操作要求进行操作。通常，敷膜的时间在 15 ～ 40 分钟，敏感性皮肤时间应短一些。面膜不能敷到过干，否则容易反吸皮肤水分，也容易引起过敏。防止面膜过快干燥，可在上面覆盖保鲜膜，或在卸膜前数分钟予以喷雾令湿软有利于擦洗。

（九）补水爽肤、润肤、防晒

参照个人日常护理操作。

第二节
干性皮肤的保养

一、干性皮肤的形成

干性皮肤以皮肤干燥，容易产生皱纹、色斑，容易老化等为主要特

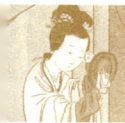

点，详见前述皮肤类型诊断中的相关论述。

干性皮肤形成的原因涉及先后天、内外在诸多因素，主要的因素如下：

（一）先天禀赋因素

每个人的皮肤类型首先是受传于先天禀赋，即皮肤遗传基因对皮肤类型产生的决定性作用。父母辈均属于干性皮肤者，子女皮肤类型大多属于干性。但后天影响因素能够在很大程度上改变先天禀赋的皮肤类型，即父母为干性皮肤，子女受饮食等后天因素影响可形成油性皮肤。

（二）后天影响因素

1. 外在因素

（1）紫外线辐射　由于长期暴晒，紫外线侵害使皮肤自由基增加，自由基损伤细胞膜导致皮肤细胞的结构与功能紊乱，其中皮脂腺、汗腺分泌能力降低，角质层脂质屏障受损，天然保湿因子与胶原基质缺失等改变的机制，是形成干性与衰老性皮肤的原因之一。

（2）空气干燥　由于地域气候干燥或长期处于没有加湿器的暖气空调房中，干燥的空气使皮肤水分丧失加快，导致皮肤干燥。这种情况，将使中性皮肤者逐渐转为干性皮肤，而油性皮肤者会转为油性缺水性皮肤，有的还会转为敏感性皮肤。

（3）护理不当　经常使用碱性皂、硫黄皂、高浓度表面活性剂洗面奶，经常使用去死皮膏、磨砂膏，不当使用果酸表皮剥脱疗法，以及长期热水洁面等过度清洁脱脂与去角质的不当护理行为，可导致皮脂膜不健全，角质层结构破坏，引起屏障功能下降、水分流失，从而形成干性皮肤。长期误用含高浓度酒精、水杨酸等收敛剂化妆水及面部粉饰，也是皮肤转干、转敏感的原因之一。

2. 内在因素

（1）皮肤增龄　随着年龄增长，皮脂腺、汗腺功能衰退，皮肤水合下降，皮肤逐渐转为干性。

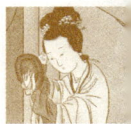

（2）饮食不当　营养素摄入不全，脂类食物摄取不足，饮水不够或过度饮茶利尿，维生素A缺乏，皮脂分泌下降，毛囊角质化、汗管狭窄，导致皮脂、汗液排泄不通畅，皮肤表面皮脂量减少，皮肤缺水，形成干性皮肤。过食烟熏炸烤炒货食品、吸烟等会使皮肤产生自由基。

（3）其他影响因素　长期熬夜、透支疲劳、精神紧张、情绪低落、过度饮茶等可引起皮肤脱水，并由于血液循环不良而致皮肤营养不足，均会导致皮肤转向干性。由于体质气血津液不足不能濡养皮肤，也是促使皮肤转干的重要因素。

二、干性皮肤的养护原则

（一）未干先防

青春期是皮肤类型转向偏干、偏油的分水岭。父母为干性皮肤、儿童期皮肤明显干燥及青春期没有长痘者，成年后皮肤类型大多会是朝干性皮肤转化。对于皮肤出现干性倾向者，不仅要预防皮肤缺水，还要预防皮肤缺油，外防皮肤水分蒸发并避免皮脂膜与角质屏障损伤，内防皮肤失水、皮肤营养不良。油性皮肤者随着增龄，日后皮肤也会逐渐转干，对于油性皮肤者主要是预防皮肤缺水。

（二）已干修复

包括儿童在内的各年龄段，在皮肤出现干燥表现时，要及时予以保湿修复，采取增加皮肤水分与油分的外护内调措施，维持与恢复皮肤的水油分平衡，维护皮肤健康。如干性皮肤外用高保湿、高脂护肤品，内调多食滋润、高脂食品，同时需要避免环境干燥、熬夜、精神紧张等导致皮肤失水的因素。油性缺水性皮肤也同样需要加强外在补水。

（三）预防衰老

干性皮肤者由于皮肤缺水及屏障薄弱而容易出现皮肤衰老。因此，对于干性皮肤者，25岁起即应实施皮肤防衰抗衰措施，外在不仅补充皮肤

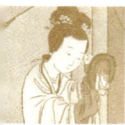

的水油分，还要适度应用皮肤细胞与胶原的再生修复护肤品及物理防衰抗衰技术，内调应用食疗、中药与针灸抗衰，以延缓皮肤衰老的出现与发展。

（四）标本结合

皮肤的保养，外护内调与治标治本不可偏废。有的人认为，只要身体好，天生皮肤好，则皮肤外在护理是不需要的，甚至认为护肤品外护是没用的，这是一种偏见。实践证明，皮肤外护能起到良好的保养作用是肯定的，身体再好，天生皮肤再好，没有外护的皮肤将会加速光老化与自然老化。而有的人只重视皮肤外护、治标，不重视身体内调、治本，这又是另一种认识的偏失。尤其是对于存在身体内在因素而影响到皮肤健美的人来说，单靠外护是远远不够的，必需内调才能以内养外、调内美外、治病求本。因此，只有外护内调、标本结合才能全面保养好皮肤。

三、干性皮肤养护的目标与措施

（一）改善皮肤缺水

皮肤缺水会加速皮肤老化。干性皮肤在皮脂膜、角质层、表皮、真皮各个层面都有不同程度的缺水，提升皮肤的水合能力、增加皮肤的湿度是干性皮肤护养的第一要义。改善皮肤缺水的措施不外乎一增一减，即增加皮肤水合能力和补充水分，减少皮肤水分丧失，从而达到提高皮肤湿度的目的。

1. 增加皮肤水合能力和补充水分

（1）通过外用护肤品，补充天然保湿因子和水分。应用高保湿化妆水、原液、精华液、乳霜、面膜等化妆品制剂，基于皮肤的透皮吸收功能而吸收护肤品中的保湿因子与水分，从而提高角质层乃至表皮层水合能力与湿度。

（2）通过无针水光、有针水光、注射方法将透明质酸钠针剂注入真皮层，高效提升真皮层水合能力与湿度。

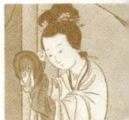

（3）通过内调补充皮肤水分与营养，多饮水，多食富含黏多糖、胶质及养阴生津的食品，如银耳、山药、玉竹、石斛、海带、鱼胶、海参等。

2. 减少皮肤水分丧失

（1）维护皮脂膜与角质层脂质结构以减少水分蒸发。采取外擦面脂，并避免过度清洁脱脂，避免不当角质剥脱、屏障损伤的护理治疗，饮食补充脂肪来源，刺激皮脂分泌等措施。

（2）避免引起皮肤水分流失的环境与生活方式因素。如避免环境空气燥热，避免过度饮茶利尿，避免熬夜等。

（二）提高皮肤防御与再生修复功能

1. 维护皮脂膜

干性皮肤皮脂膜较为薄弱，不利于皮肤的防御与锁水功能，容易造成皮肤水分散发与光老化，因此干性皮肤尤其要积极使用面脂与补水剂，避免过度清洁脱脂，多食富脂食品，保持皮肤水油分平衡。

2. 维护角质层屏障

干性皮肤表皮与角质层大多较薄，对紫外线、外在生物与理化有害物质的防御能力相对较弱，因此需特别注意避免过度使用磨砂及酸疗、光疗剥脱等去除角质太过的措施与产品，适宜加强使用表皮生长因子、乳酸胺、角鲨烯等修复角质层与表皮的制剂，保持角质层健全。

3. 维护表皮与真皮

（1）减少自由基伤害　自由基侵害导致皮肤天然保湿因子丢失、水合能力下降，以及引起表皮与真皮细胞凋亡、胶原变性，是造成皮肤干燥与衰老的重要机制，因此减少自由基产生、拮抗与清除自由基对于维护皮肤十分重要。主要措施：

①减少紫外线侵害：紫外线辐射是皮肤自由基增多的常见原因。做好防晒、避晒与抗晒，维护好皮脂膜与角质层屏障，是避免紫外线侵害诱发自由基的关键措施。

②减少内源性自由基产生：垃圾食品、熬夜、失眠、不良情绪、疲劳、疾病等均会使体内自由基产生增多。保持健康饮食，良好睡眠和情

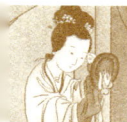

绪，提高健康水平，做好养生美容，是减少内生自由基、维护皮肤健美、抗衰老的必要措施。

③拮抗与清除自由基：维生素E、辅酶Q、超氧化物歧化酶（SOD）、茶多酚、硒以及许多中药等均有一定的抗自由基作用，适当应用其外用或内服制剂有助于拮抗自由基。加强运动、面部按摩、刮痧等改善皮肤循环与新陈代谢有助于清除自由基。

（2）增进皮肤营养与细胞再生　可从内外两方面措施着手。

①增进皮肤营养素与活性物的外供与内供：外供应用含保湿因子、营养和抗衰活性物的功能性护肤品、水光针制剂；通过饮食营养，服用中药、食疗药膳配方及美容驻颜食品增进皮肤营养内供；以及应用按摩、运动、仪器护理等，均有助于促进皮肤循环、提高皮肤血供营养。

②应用仪器物理治疗的生物效应：射频、光子、激光等仪器的物理治疗，能够促进皮肤胶原与细胞再生，发挥抗衰生物效应，可适当加以应用，但需避免过度或不当治疗产生副作用。

四、干性皮肤美容管理的实施

干性皮肤相对容易衰老，包括光老化与自然老化，早期预防与美容保健干预显得十分重要。皮肤随着增龄转呈干性，或素来皮肤偏干、偏薄者，未重视保养则大多会在45～55岁年龄段，尤其是更年期女性，皮肤状况会急转直下，不仅皮肤光泽细腻大不如前，出现晦滞暗哑，而且急速出现松弛下垂、皱纹、纹理粗糙、色素沉着、老年斑等系列皮肤衰老表现。而重视和坚持皮肤保养、做好美容管理的人群，则不会出现这种急剧衰退的情况。干性皮肤的美容管理，个人需做好日常护理和养生美容，在此基础上，求助美容科做相应的护理与治疗，完善预防、保健、修复、逆转等全程美容管理的外护与内调干预措施，实现润燥荣肤、驻颜延衰目标。

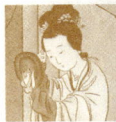

（一）做好个人日常护理和养生调摄

1. 个人日常护理

参照前述个人日常护理的方法、步骤和原则，做好干性皮肤的日常护理，一要正确选用与使用护肤品，正确操作清洁、补水、润肤、面膜及防晒等个人护理步骤，尽可能少化妆；二要避免过度化妆与卸妆，过度清洁，避免皮脂膜与角质层屏障损伤，避免过度采用急功近利的创伤性治疗。干性皮肤适宜选用高保湿、油分充足、富含营养素、拮抗与清除自由基、促进胶原与细胞再生的功能性护肤品，随着皮肤增龄，应用的护肤品在防衰功能的效价梯阶上需要逐渐增高。

2. 美容养生调摄

做好养生美容需从饮食、情志、运动、睡眠、通便、劳逸结合等方面进行调摄，保持良好生活方式。但实际生活中，生活、工作和心态等不可能都处于健康有益的状态，反而是常常存在和发生一些有损健康与美容的生活习惯、工作方式与精神状态，是否能够及时采取相应的措施对这些损害加以中和、抵消和修复，避免积累、放大和积劳成疾，这一条对于养生非常重要。饮食上，宜多食富含胶原，多糖，油脂，蛋白质，维生素A、E、C，微量元素硒等营养素，以及抗自由基、抗衰植物化合物的食物。中医食疗美容认为应该多食补益气血、生津补精、滋润皮肤的滋润性美容养颜食品，如水果、花生、红枣、杏仁、核桃、芝麻、银耳、百合、山药、糯米、燕麦、薏苡仁、豆腐、牛奶、鸡蛋、鱼胶、海参、肉类等，体型瘦弱者可多食脂肪、甜食、猪蹄等，少食燥热炒货或寒冷食物。同时，保持良好的情绪、睡眠、通便状态，坚持适宜的运动锻炼，劳逸结合，避免透支，皆是养生美容的要素。

（二）美容科适宜护理与治疗项目的应用

1. 皮肤基础护理

美容科基础护理是以应用功能性护肤品为主结合基础美容仪器的皮肤护理项目，选用针对干性皮肤护理的护肤品，通过院护清洁、按摩、超导

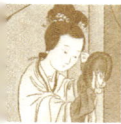

或刮痧、面膜、润肤等多个步骤护理，发挥对干性皮肤的调理保养与基础治疗作用。通常每周做院护保养 1 次。

2. 声光电仪器应用

光子、激光、射频、水光针、红光等声光电美容仪器可以用于干性皮肤的保养，也可用于皮肤松弛、皱纹、衰老的治疗。应用间隔时间一至数周，保养性的护理干预间隔长些，治疗性的护理干预间隔短些。

3. 中药调理与治疗

在辨体施调、固本求因的原则下，干性皮肤的内调保养，以补益气血精津液、滋阴壮阳、增进脏腑功能、运行气血、濡养皮肤为核心。诸如归脾丸、四物汤、八珍丸、六味地黄丸、大补阴丸、增液汤、百合固金汤、左归丸、右归丸等方剂及其中成药，均可作为干性皮肤保养与抗衰的基本方。许多中药材，如黄芪、人参、玉竹、石斛、酸枣仁、黄精、肉苁蓉、当归、三七、红花等，都具有润肤荣肤、驻颜抗衰功效。中成药与美颜茶适合于平时保养，而汤药适合于短期治疗。具体辨证论治方法：气血虚弱体质证型应用八珍汤、归脾汤、四物汤加减，阴虚火旺体质证型应用知柏地黄丸、地黄饮子、大补阴丸、增液汤、百合固金汤加减，气滞血瘀体质证型应用柴胡疏肝散、黑逍遥散、桃红四物汤加减。

适宜的古方验方举例：

（1）却老养容丸（《太平圣惠方》） 黄精（生者）6000g，生地黄2500g，白蜜3320g。方法：黄精、生地黄取汁，三味于铜器中搅匀，慢火煎令稠，至可成丸时即制丸如弹子大。服时以温酒研 1 丸服，每日 3次。功效：此方补益脾肾，延年不老，使人面如童子。适于偏阴虚者。

（2）神仙驻颜延年方（《太平圣惠方》） 熟地黄、干地黄、甘菊花、天门冬各 500g。天门冬去心焙干，捣诸药为散。每服 12g，腹空服，温酒送下。功效：润肤泽面，驻颜抗老。久服可令面色红润，肌肤光滑，身轻目明，容颜不老。

4. 食疗药膳调养

应用"药食同源"保健食材或中药材，与肉类结合，制定干性皮肤保养的药膳处方烹饪食用，发挥药膳美容的独到功效。食疗药膳十分适合于日常美容保健内调，依从性好。

适宜药膳验方举隅：

（1）苹果猪心卷（《美容营养学》）

原料：猪心1只（约300g），苹果1个（约150g），鸡蛋1个，葱姜汁、料酒、精盐、胡椒面、干淀粉适量。

制法与用法：将猪心切成薄片，用葱姜汁、料酒、精盐、胡椒面腌上味；苹果去皮、核，切丝，加入少许干淀粉拌匀；鸡蛋用干淀粉挂糊；在每片猪心片中卷入适量苹果丝成卷，拖蛋糊下入四五成热的油锅中炸至色黄外酥，捞出装盘。

功效：本方具有补益气血、润燥安神功效，适用于气血虚弱体质。

（2）川芎煮鸡蛋（《美容营养学》）

原料：鸡蛋2个，川芎9g，黄酒适量。

制法与用法：锅置火上，加水300mL，放入鸡蛋、川芎同煮。鸡蛋熟后取出去壳，复置汤药内，再用文火煮5分钟，酌加黄酒适量，起锅。吃蛋饮汤，日服1剂，5剂为1个疗程。

功效：本方具有活血润肤功效，适用于气滞血瘀体质。

（3）生地黄粥（《美容营养学》）

原料：生地黄（或干地黄）、大米100g。

制法与用法：生地黄榨汁（或干地黄煎浓汁）150mL备用。大米煮粥，粥熟后加入地黄汁，搅匀食用，每天2次。

功效：本方具有养阴清热功效，适用于阴虚火旺体质。

（4）菊花延龄膏（《慈禧光绪医方选议》）

原料：鲜菊花，蜂蜜。

制法与用法：将鲜菊花瓣用水熬透，去渣再熬，熬至浓汁为主。然后兑少量炼蜜收膏。每次12～15g，白开水冲服。

功效：润泽肌肤，容颜不衰，阳虚体质少食。

5. 针灸疗法应用

选用毫针、水针、埋线或艾灸。面部微毫针面针外治驻颜疗法，具有紧肤除皱作用。灸法能运行气血、温补脏腑，发挥煦养皮肤作用。针灸辨

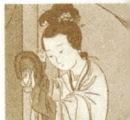

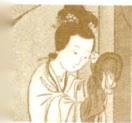

证取穴可发挥脏腑内调作用：气血虚弱取足三里、中脘、关元、脾俞；阴虚火旺取太溪、三阴交、神门、心俞、肾俞；气滞血瘀取太冲、阳陵泉、期门、膻中、肝俞。还有可应用美容刮痧疗法、全身保健推拿，发挥十四经穴良性调节，调整脏腑气血，促进周身循环、濡养肌肤。

上述方法主要针对干性皮肤的保养、保健和预防衰老，需要坚持性的经常性的应用。线雕提拉、热玛吉与超声刀紧肤以及酸疗"换肤"（含果酸、维A酸、水杨酸、醋酸较高浓度的制剂），均属于"急功近利"的美容方法，不当治疗容易产生副作用，这些疗法可慎重应用于皮肤衰老的治疗，但肯定不宜应用于干性皮肤的保养。

美容管理上综合做好个人日常护理和养生美容，适当配合美容科护理治疗，外护与内调结合，始终让皮肤保持良好的水油分平衡，良好的营养供给，良好的新陈代谢状态，就能使皮肤保持润泽，维持良好的健美状态并驻颜延衰。

第三节
油性皮肤的保养

一、油性皮肤的形成

油性皮肤以皮脂分泌旺盛，皮肤表面油腻、油光，伴有毛孔堵塞粗大，容易长粉刺、痤疮等为主要特点。详见前述皮肤类型的诊断。油性皮肤形成的原因，与个体的先后天因素均有关系。

（一）油性皮肤基因因素

父母辈的油性皮肤基因遗传给子女的概率较高。

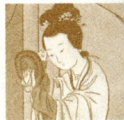

（二）个人生活方式及体质因素

个人的后天诸多因素对油性皮肤的形成也发挥重要作用，包括饮食、生活习惯、工作方式、心理状态、青春期失调、体质类型等。饮食偏嗜油甘厚味、油炸辛热食物，情志抑郁，经常熬夜、饮酒等会导致机体湿热内蕴、血热偏盛、肝失疏泄或阴虚火旺等情况加重，进而导致皮脂分泌亢进。外部皮肤护理不当，未正确进行皮肤类型判断，错误选择护肤品，过用油腻性、粉饰性护肤品致使皮肤油脂过剩、毛孔堵塞、皮脂排泄不畅而形成油性皮肤。长时间面对电脑辐射、热辐射等，也可使皮脂分泌亢进、毛孔失畅。这些是形成油性皮肤的常见因素。

二、油性皮肤的养护原则

（一）未油先防

油性皮肤的发生及其溢油程度是可以预防的。从育龄父母调理油性皮肤与湿热体质等做起，可控制油性皮肤在子女身上的先天禀赋。具有油性皮肤与湿热体质家族史的人，自幼就要控制油腻辛热食物，少熬夜。青春期尤其要注意饮食结构的平衡，避免此时激素旺盛刺激皮脂腺过度生长、皮脂过度合成与分泌，同时加强皮肤清洁，一旦发现脂溢苗头需及时使用控油护肤品，加强运动，保障睡眠，减轻压力，提高清淡饮食比例，必要时服用中药调整体质平衡。这些措施可在一定程度上预防油性皮肤的发生与发展，减轻脂溢的程度，减少痤疮的形成。

（二）综合调控

对于已经形成油性皮肤的人，采取外护与内调综合干预措施，控制和减少油脂分泌，软化与减少角质，可减轻毛孔堵塞和发生粉刺，避免毛孔粗大。油性皮肤的保养，贵在早干预、坚持干预与内外结合干预。外治坚持应用控油护肤品、仪器等理化干预措施，内调应用中药、针推、食疗等调理湿热体质、调整脏腑功能，并注意饮食、运动、情志、睡眠、排便等

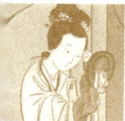

的养生美容。这些外护内调结合、标本兼治的干预措施，才能从根本上降低脂溢，改良油性肤质。

三、油性皮肤养护的目标与措施

油性皮肤问题的核心，一是皮脂分泌旺盛，二是毛孔堵塞，因此油性皮肤的养护目标也是围绕这两点。当然，油性皮肤也不可忽视保湿补水，尤其是对于油性皮肤兼缺水干燥者。

（一）降低皮脂分泌

皮脂分泌旺盛与雄激素表达过高关系密切，而雄激素表达高亢与皮肤外周皮脂腺的雄激素受体基因及体内刺激因子有关。减少油脂分泌必须抑制雄激素受体表达和体内刺激因子，可从外护与内调两个方面采取措施：外护应用抗皮脂溢药（锌制剂）、收敛性化妆水、控油中药面膜等制剂，以及应用蓝光照射等；内调可通过中药、药膳、针灸等调理湿热体质、调整脏腑功能和内分泌平衡。

（二）减轻毛孔淤堵

毛孔堵塞、粗大及白头、黑头粉刺的形成与毛孔角质死皮堆积、皮脂排泄不畅有关。抑制上皮角化、软化角质、清除毛囊堵塞是通畅毛孔的关键，应用维A酸、壬二酸、果酸、水杨酸类药物、中药、非剥脱与剥脱型点阵激光、深层清洁化妆品、粉刺针清等外治或内治，都是有效的措施。但有的疗法有副作用、有创伤，应予以专业把控。

（三）补水保湿

油性皮肤在加强清洁控油的同时，还需要适当补水保湿，尤其对于缺水性油性皮肤者，补水可缓解其皮肤干燥、起屑与角化。

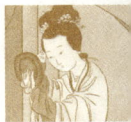

四、油性皮肤美容管理的实施

（一）做好个人日常护理和养生调摄

1. 个人日常护理

参照前述个人日常护理的方法、步骤和原则，做好油性皮肤的日常护理，正确选用油性皮肤适用的护肤品，并正确操作清洁、去死皮、面膜、补水等个人护理步骤。尽可能少做粉饰化妆，尤其是油彩妆，卸妆要彻底，避免妆粉或妆油堵塞毛孔。油性皮肤适宜选用清洁力强的洗面奶，收敛性的化妆水与面膜。但需要注意的是，油性皮肤因人到中年或由于控油护理，以及在秋冬时节，皮脂分泌显著下降，此时应及时下调使用护肤品的控油效价，提高补水效价，可改用适用混合性皮肤的护肤品。有的油性皮肤存在明显缺水干燥现象，对此，控油与补水需要兼顾，在控油同时强化补水，在补充化妆水时适宜配套使用清爽型乳液以助保湿。

2. 美容养生调摄

油性皮肤的养生美容调摄以饮食调理为重点，油炸烤焙与甜品食物、辛辣酒肉均能助长皮脂分泌与毛孔角化，因此，辣椒、韭菜、香菜、糯米、牛肉、鸡肉、荔枝、龙眼、红枣、牛奶、酒、甜饮料及甜品、煎炸食物等要少吃；饮食宜清淡，蔬菜杂粮素食比例需增加。适宜多食的食物有粟米、荞麦、薏苡仁、绿豆、冬瓜、丝瓜、白萝卜、胡萝卜、西红柿、白菜、莲藕、海带、兔肉、鹌鹑肉、银鱼、甜瓜、菱角、苹果、猕猴桃等。电脑辐射、熬夜会使脸部出油又缺水，应加以控制。便秘、情志不遂、缺少运动会导致皮脂排泄不畅，也应予以调节。

（二）美容科适宜护理与治疗项目的应用

1. 皮肤基础护理

应用针对油性皮肤的功能性护肤品，结合基础美容仪器，通过院护清洁、去死皮、按摩、喷雾、针清、超导或刮痧、面膜、补水、蓝光照射等多个步骤护理，发挥对油性皮肤的深层清洁、软化与溶解角质、收敛控

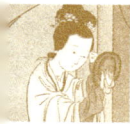

油、疏通毛囊、爽肤保湿、去除粉刺、嫩肤等调理保养与基础治疗作用。通常每周做院护保养 1 次。

2. 声光电仪器应用

光子与 1550 波长非剥脱点阵激光、水光冲洗、蓝光等仪器可发挥对油性皮肤的嫩肤、控油作用。一至数周应用一次。

3. 中药调理与治疗

依辨体施调、辨证论治原则，油性皮肤多为湿热体质，内调以清热利湿治法为主，可选茵陈蒿汤、龙胆泻肝汤等方剂加减，或应用相关中成药调理。具体辨证论治方法：脾胃俱旺体质证型应用五脾散、三仁汤加减。脾胃湿热体质证型，湿偏盛者应用平胃散、神术散加减；热偏盛及湿热并重体质证型应用甘露消毒丹、芩连平胃散、龙胆泻肝汤、清胃散、白头翁汤加减；血热火盛体质证型应用清营汤、黄连解毒汤清瘟败毒饮加减；肝气郁结体质证型应用柴胡疏肝散、柴胡清肝散、大柴胡汤、丹栀逍遥散加减。

4. 食疗药膳调理

应用薏米、赤小豆、茯苓、冬瓜仁、紫苏、金线莲等清热祛湿"药食同源"食药材，炖水鸭或煮粥，或做成袋泡茶饮，平时经常食饮以改善湿热体质。

适宜药膳验方举隅：

（1）冬瓜顺气餐（《美容营养学》）

原料：冬瓜 150g，白米 75g，糙米 75g，腌橄榄 3 ～ 10 枚。

制法与用法：将冬瓜洗净切成小块，放在开水里余熟；将白米与糙米混合蒸熟，再配上腌橄榄。

功效：清热解毒，下气消痰，利湿嫩肤，适用于湿热体质。

（2）薏米红豆粥（《美容营养学》）

原料：薏米，红豆，大米。

制法与用法：开始时薏米和红豆的用量之比为 1 : 1（共 70g），另外一半是大米；服用 20 多天后，调整薏米和红豆用量之比为 2 : 1，另一半是大米，粥要煮透，不稠不稀。

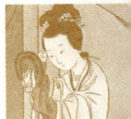

功效：清热利湿嫩肤，适用于脾胃湿热体质。

（3）清肝饮（《美容营养学》）

原料：夏枯草 12g，桑叶 10g，菊花 10g。

制法与用法：将夏枯草、桑叶加入适量的水浸泡半小时后煮半小时，最后加入菊花煮 3 分钟，即可代茶饮，可用冰糖或蜂蜜调味。

功效：清肝疏肝，适用于肝热郁结体质。

5. 针灸疗法应用

应用针灸、刮痧、拔罐疗法，发挥清热排湿功效。辨证取穴：脾胃俱旺取内廷、阴陵泉、外关、列缺、合谷、肺俞、三焦俞；脾胃湿热取丰隆、上巨虚、阴陵泉、天枢、大巨、胃俞、脾俞；血热火盛取行间、少府、血海、膈俞、心俞、肝俞；肝气郁结取太冲、丘墟、期门、膻中、肝俞。刮痧应用精油或中药膏刮足太阴、足阳明、手太阴、足厥阴、足太阳经络的皮部。

油性皮肤的美容管理，综合做好外护、内调和养生调摄，保持外在皮肤的洁净、毛孔的通畅和水油分平衡，内在体质与内分泌的平衡，就能够显著减轻皮肤的泌油和堵塞状态，达到皮肤清爽、细嫩和少生粉刺的目的。

第四节
混合性皮肤的保养

一、混合性皮肤的形成

混合性皮肤以面部 T 区脂溢多油、毛孔粗大，或伴有粉刺，而面部周边区域缺水偏干为特点，是人群中最为多见的皮肤类型。其油、干区域混合系因其颜面部皮脂腺分布及其皮脂分泌显著不均衡，油区与干区泌油反差，造成油区油脂多、毛孔粗大或有粉刺，具有油性皮肤特点，而干区

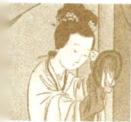

泌油不足或正常但缺水，呈现干燥、暗哑、松弛，或有皱纹，具有干性皮肤特点。详见前述皮肤类型的诊断。混合性皮肤的形成主要取决于以下两方面：

（一）皮肤类型自然演变因素

混合性皮肤由中性皮肤、油性皮肤和干性皮肤演变而成。儿童期的中性皮肤随着青春期激素分泌的增加，如 T 区皮脂分泌偏盛就会逐步转化为混合性皮肤，如激素平衡则能保持中性皮肤，如激素与气血不足则可能转为干性皮肤。成年人皮肤类型转化的趋势大多是由油性皮肤转向混合性与干性，极少数会有干性转向混合性的情况。

（二）体质平衡改变因素

混合性皮肤的形成主要受后天体质平衡改变的影响。由于常年的饮食、精神、工作、劳逸、环境等因素对身体健康产生不良干扰，加上年龄、先天禀赋的综合因素，逐渐形成了不平衡的、混合的、复杂的体质。人群中常见气血不足、脾胃虚寒、肝肾不足兼有湿热、痰湿、阴虚火旺、肝郁气滞等本虚标实、寒热夹杂体质，这种状态的体质反映在面部的皮肤类型，多为混合性皮肤特征。当然，外在的皮肤护理不当也可造成混合性皮肤，如偏油性皮肤过用清洁产品或不当护理损伤角质层屏障致使面部周边缺水、营养不良，或中性皮肤过用高脂护肤品致使 T 区油脂过剩等。

二、混合性皮肤的养护原则

（一）预防为先

预防混合性皮肤的形成，关键在于维护体质的健康平衡。需要平时注重养生调摄，保持饮食、运动、劳逸、精神、睡眠等的平衡，避免形成寒热虚实夹杂体质。同时正确进行皮肤护理，避免护理不当造成皮肤水油分失衡。

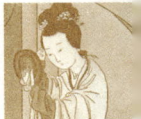

（二）平衡调理

混合性皮肤的外护与内调均需要突出平衡原则。外护上，偏油的 T 区需要较强的清洁、控油和嫩肤，偏干、营养不良的周边需要补水、滋润和营养，护理上二者是矛盾的，但必须尽可能兼顾好。内调上，也需做好清温补泻的兼备与平衡。

三、混合性皮肤养护的目标与措施

混合性皮肤养护的目标，一是改善皮肤脂溢、毛孔堵塞、粗糙，二是改善皮肤缺水、营养不良，三是兼顾改善。

（一）控油嫩肤

针对脂溢区域，外护需按油性皮肤应用护肤品及护理，内调需清利湿热，泻火疏肝，以达到降低出油、细嫩毛孔的目的。

（二）补水营养

针对缺水、营养不良区域，外护需按干性皮肤应用护肤品及护理，内调需补养气血，健脾补肾，以达到滋养润泽皮肤的目的。

（三）平衡兼顾

对于 T 区冒油严重，甚至毛孔粗大、伴有粉刺，而眼周及面部周边皮肤却明显存在缺水干燥、营养不良、色泽暗滞、黑眼圈、眼袋、皱纹、松弛现象，这种区域反差巨大的混合状态，必须分别按照油性皮肤与干性皮肤分区护理。对于油区与干区反差不大的混合状态及整体混合状态，选用混合性皮肤适用的控油爽肤与保湿营养兼备的、中和平衡的护肤品进行护理，能够做到兼顾和平衡调理。内调也应兼顾祛邪扶正、补虚泻实的平衡和协调。

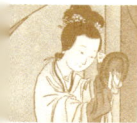

四、混合性皮肤美容管理的实施

（一）做好个人日常护理和养生调摄

1. 个人日常护理

参照前述个人日常护理的方法、步骤和原则，做好混合性皮肤的日常护理，正确选用混合性皮肤适用的护肤品，并正确操作清洁、面膜、补水、润肤等个人家庭护理步骤。油干区域反差很大的超混合皮肤，尽可能分区使用护肤品。油干区域反差不是很大的一般性混合皮肤，选用混合性皮肤适用的护肤品即可。若冬季干燥较为突出的则可按偏干性皮肤护理，夏季出油较为突出的则可按偏油性皮肤护理。

2. 美容养生调摄

混合性皮肤的美容养生调摄，饮食上，既要避免偏食过食油炸烤焙、甜腻辛辣等助长湿热内火、皮脂分泌的食品，也要避免偏食过食苦寒伐利、有碍脾胃、损伤气血的食物，食谱需做到食物寒热补泻性能的中和平衡，或以平性食物为主。混合性皮肤者的食膳尤应荤素、寒热、补泻平衡搭配，选用健脾、补益气血类食物（莲子、芡实、山药、薏苡仁、红枣、龙眼、荔枝、红菇、黄花菜、鸡肉、鸭肉、猪心、猪肝、猪肚、石斑鱼等），滋阴去火润燥类食物（燕窝、银耳、百合、水鸭、甲鱼、黑鱼、藕、金针菇、荸荠、梨、黄瓜等），健脾、利湿、清热类食物（冬瓜、木瓜、丝瓜、白萝卜、竹笋、薏苡仁、苦菜、大白菜、马齿苋等），理气、疏肝类食物（丁香、茴香、玫瑰花、洋葱、芫荽、薄荷等），暖胃健脾类食物（花椒、葱、生姜、韭菜等），混搭烹饪食用。其他方面，有益健康与体质平衡的运动、情志、睡眠等的调摄，对混合性皮肤的保养作用也不可忽视。

（二）美容科适宜护理与治疗项目的应用

1. 皮肤基础护理

应用针对混合性皮肤的功能性护肤品，结合基础美容仪器，通过院护

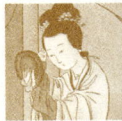

相关步骤进行护理，发挥对混合性皮肤的综合、平衡护理效果。超混合状态的，面膜予以分区护理。通常每周做院护保养 1 次。

2. 声光电仪器应用

光子嫩肤、非剥脱点阵激光嫩肤、水光嫩肤等均可应用于混合性皮肤的调理保养。一至数周应用一次。

3. 中药调理与治疗

按照混合性皮肤体质寒热虚实夹杂的特点，予以清热利湿、泻火滋阴兼健脾补肾、补养气血等，可选用芩连平胃散、丹栀逍遥丸、归脾丸、八珍汤、沙参麦冬汤、知柏地黄丸等方剂综合加减。具体辨证论治方法：脾虚血虚夹湿热体质证型应用归脾汤合芩连平胃散加减；脾虚血虚夹痰湿体质证型应用归脾汤合陈夏六君丸加减；气血不足夹气血郁滞体质证型应用桃红四物汤加减；脾虚夹燥火体质证型应用四君子汤合沙参麦冬汤加减。

4. 食疗药膳调养

混合性皮肤的药膳处方依体质和皮肤特点而立，其立法与中药调理相似，但选用的药材与食材既要满足功效的需要，又要满足口味的需要。

适宜药膳验方举隅：

（1）鲫鱼赤豆汤

原料：活鲫鱼 1 只，瘦肉 2 两，赤小豆 50g，莲子 30g，生山楂 20g，小红枣 10 个，红菇 15g。

制法与用法：上料剔洗干净后加清水 1.5L，文火慢煨 2 小时，放入少量调味料，喝汤、食肉。

功效：健脾补血，清热利湿。适用于脾虚、血虚夹湿热体质。

（2）稻香陈红枣茶

原料：稻香陈 5g，罗汉果半枚，干红枣 6 粒，茯苓 15g。

制法与用法：将上料放入保温杯中加入热开水 500mL，浸泡 30 分钟，频频饮服。

功效：健脾补血，利湿化痰。适用于脾虚、血虚夹痰湿体质。

（3）枸杞茉莉鸡肝汤

原料：枸杞子 15g，茉莉花 3g，玫瑰花 3g，当归 6g，红枣 6 枚，银

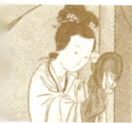

耳 15g，黄芪 10g，鸡肝 100g，料酒、姜汁、食盐适量。

制法与用法：鸡肝洗净切片，先炖枸杞子、红枣、黄芪、银耳，后入鸡肝、茉莉花、玫瑰花及料酒、姜汁、食盐，文火 10 分钟即可食用。

功效：疏肝活血，补益气血。适用于气血不足夹气血郁滞体质。

（4）山药百合粥

原料：鲜山药 50g，鲜百合 30g，银耳 20g，玉竹 25g，莲子 30g，橘皮 6g，粳米 100g，冰糖适量。

制法与用法：将莲子用温水泡软备用。先将玉竹、橘皮煮汤去渣，再将余料共入此汤中熬粥，最后加入冰糖融化，正餐或点心食用。

功效：养阴生津，润燥去火，健脾养胃。适用于脾虚夹燥火体质。

5. 针灸疗法应用

按照体质辨证调理，选用毫针、水针、埋线，或结合艾灸。脾虚血虚夹湿热体质取公孙、内庭、阴陵泉、三阴交、中脘、脾俞、胃俞；脾虚血虚夹痰湿体质取丰隆、阴陵泉、足三里、中脘、脾俞、胃俞；气血不足夹气血郁滞体质取太冲、丘墟、期门、膻中、足三里、三阴交、肝俞、脾俞；脾虚夹燥火体质取太溪、三阴交、内庭、行间、少府、中脘、天枢。也可应用全身保健推拿，发挥疏通经络，调整脏腑气血作用。

总之，美容管理上综合做好外护、内调和养生调摄，保持皮肤外在的水油分平衡和身体内在脏腑气血的调和，使混合性皮肤在泌油平衡、湿度和营养等方面得到改善，达到嫩肤驻颜目的。

第五节
敏感性皮肤的保养

一、敏感性皮肤的形成

敏感性皮肤以皮肤嫩薄、屏障脆弱，面部容易出现或持续呈现潮红、

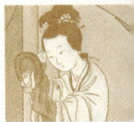

面热、毛细血管扩张症状，对冷热温度、灰尘、花粉、异物、化妆品、食物、情绪等内外在环境敏感，极易发生过敏红斑、丘疹、红肿、瘙痒反应为特征。详见前述皮肤类型的诊断。

从现代皮肤科学看，敏感性皮肤形成的生理机制，与皮肤屏障脆弱、皮肤受刺激时感觉神经反应敏感、免疫反应超敏有关。敏感性肌肤者皮肤角质层角质细胞排列不整齐、间隙增宽，皮肤生理代谢紊乱、表皮层变薄、皮脂膜不健全，保护力薄弱，皮肤水合力下降，肌肤内部的水分容易流失，刺激物质或过敏物质容易侵入，导致皮肤过敏发炎、血管充血扩张等。皮肤怕风、怕寒、怕热、怕晒，易痒，引起过敏的变应原大多为化妆品、洗涤用品及各种挥发性物质、光敏性物质。其成因可归纳为两个方面。

（一）先天基因因素

敏感性肤质的形成与先天禀赋敏感皮肤、敏感体质基因有大概率关系，敏感性皮肤与过敏体质人群中的许多人具有家族史。

（二）后天内外诱发因素

许多人的皮肤敏感是在后天被诱发出来的，常见因不当的皮肤剥脱护理，过量使用维A酸、果酸、水杨酸等制剂，光疗、热疗、皮肤磨屑，以及经常暴晒等原因导致皮肤屏障受损而形成皮肤敏感；有的则是因接触刺激性化妆品、染发剂、光敏与过敏性的药物与食物、花粉、油漆、动物皮毛等致敏物，经反复发生过敏后诱发形成了皮肤敏感状态；还有一些皮肤病病理存在皮肤敏感性炎症，如脂溢性皮炎、玫瑰痤疮、激素依赖性皮炎、接触性皮炎等；另外，熬夜、过食辛辣燥热食品、疾病、体质类型等也与敏感肌的形成有关联，如血热体质、湿热体质者其皮肤容易敏感。

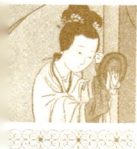

二、敏感性皮肤的养护原则

（一）预防为先

敏感肌人群逐年增多，预防十分重要，因此对敏感肌的警惕意识需要提高，预防需从先后天及各年龄段做起。首先做好先天禀赋的预防，育龄父母如存在敏感肌的情况，孕育前需进行调理以降低皮肤的敏感性，避免或减轻皮肤敏感基因遗传给子女。儿童与成人各年龄段都要积极防治敏感肌状态与过敏性皮炎，避免接触与发生引起敏感肌的外在与内在各种因素。

（二）修复屏障

皮肤敏感的直接原因是皮肤屏障脆弱而处于超敏状态，因此修复屏障是核心。皮脂膜、角质层结构、表皮厚度、真皮基质、皮肤水合是皮肤屏障主要的构成要素，敏感肌往往存在这些环节多个要素的不健全和薄弱，因此提升皮肤的水合和皮脂膜功能，修复和健全角质层与表皮的结构和厚度是敏感肌养护的核心目标。

（三）抗炎抗敏

敏感肌皮肤中存在炎症与超敏因子，因此适当予以抗炎、抑制超敏是必要的。

（四）外护内调结合

敏感肌不仅由外在皮肤条件决定，有时内在体质因素也可发挥主导作用或者是参与了敏感肌的形成。因此调理血热、湿热、阴虚火旺等偏颇体质是必要的，临床上往往需要外护内调结合才能收到最佳效果。

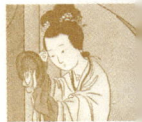

三、敏感性皮肤养护的目标与措施

（一）预防皮肤屏障损伤

前述造成敏感肌的各种内外因素应予以避免，尤其是皮肤薄、具有家族敏感性皮肤基因的人群，特别需要注意防范皮肤屏障损伤。

（二）维护和修复皮脂膜、角质层屏障

日常外护补充水脂，应用角鲨烯、乳酸胺、细胞生长因子制剂，可维护和修复皮脂膜与角质层屏障，增强皮肤防御能力。

（三）修复皮肤水合功能、增加皮肤湿度

应用透明质酸、神经酰胺、葡聚糖等天然保湿因子，增强皮肤水合功能，增加皮肤湿度，降低皮肤敏感性。

（四）加强皮肤营养

加强提供皮肤细胞更新代谢、再生修复所需要的营养素与生物活性物，促使皮肤厚度增加，外护提供皮肤吸收的胶原蛋白、多肽、胎盘提取物、人参皂苷等制剂，内调多食富含蛋白质、胶质、脂肪、维生素的食物。

（五）抗炎与防敏

敏感肌皮肤存在通透性强、毛细血管扩张、皮下易渗出、炎症与过敏反应被激惹的状态，外护应用甘草酸、左旋C、积雪草苷、红没药醇、芦荟素、紫草提取物等制剂有助于抗炎舒敏，避免使用刺激性、致敏性、光敏性的产品及相关护理，防止诱导过敏。内调应用中药、食疗、针灸等疗法，缓解皮肤炎症与超敏状态。

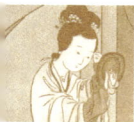

（六）预防和改善体质病理

血热、湿热、阴虚火旺等偏颇体质容易形成或加重敏感肌，因此有必要积极防治这类病理体质的发生与发展，可通过中药、食疗、针灸等调理加以改善。

四、敏感性皮肤美容管理的实施

（一）做好个人日常护理和养生调摄

1. 个人日常护理

参照前述个人日常护理的方法、步骤和原则，做好敏感性皮肤的日常护理，正确选用敏感性皮肤适用的护肤品，并正确操作清洁、面膜、补水、润肤、防晒等个人家庭护理步骤。敏感肌人群选用护肤品尤其要慎重，稍有不慎就可能发生过敏，需要依靠经验与专业医生指导推荐。

2. 美容养生调摄

敏感性皮肤的美容养生需做好外在与内在两方面的调摄。外在注意防晒，应用遮阳帽、面罩、披挂、太阳伞等防晒工具，对于预防日晒伤、日光性皮炎、光老化，比应用防晒霜更加有效、更为适宜，同时避免接触过敏物、光敏物、极度干燥与冷热环境，保持环境整洁，慎行干蒸。内在调养上，敏感性皮肤者日常应多食凉血滋阴、清热利湿、平和补益的食物，如凉性水果、冬瓜、黄瓜、银耳、百合、山药、黄花菜、大白菜、藕、豆腐、兔肉、鲫鱼等，减少或避免烟酒、辛辣燥热食物，以及腥发食物、光敏食物的摄入，生地黄、白茅根、马齿苋、黑大豆、绿豆等具有清热凉血、抗炎疗敏功效，可作为药食两用食药材予以应用；同时保持良好睡眠、情绪状态，平衡运动与劳逸，避免透支，以利体质保健与敏感肌修复。

（二）美容科适宜护理与治疗项目的应用

1. 皮肤基础护理

应用敏感肌修复护肤品进行相关步骤院护，由于敏感肌的特殊性，产

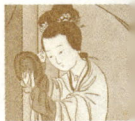

品必须是不会过敏且对敏感肌皮肤有修复作用的，含上述敏感肌养护目标的功能性成分，兼备皮脂膜、角质层与表皮的再生修复、保湿、抗炎舒敏等功能，并且慎用热喷，忌用去死皮产品，注意不宜过度按摩，宜应用前述Ⅲ类按摩手法。通常每周做院护保养 1 次。

2. 声光电仪器应用

舒敏抗炎仪器，水光导入玻尿酸，黄光，baby（BB）光等仪器设备可应用于敏感肌的修复护理。一至数周应用一次。

3. 中药调理与治疗

依据体质，按照辨证论治原则内调。湿热内蕴体质证型应用甘露消毒丹加减；血热阴亏体质证型应用犀角地黄汤加减；血虚风燥体质证型应用四物汤、祛风换肌丸加减。

4. 食疗药膳调养

按照体质证型进行辨体辨证施膳。

适宜药膳验方举隅：

（1）三豆汤

原料：绿心豆 30g，赤小豆 30g，绿豆 30g。

制法与用法：洗净，熬汤。当茶饮。

功效：清热利湿解毒。适用于湿热内蕴体质。

（2）地黄粥

原料：生地黄 20g，白茅根 50g，玉竹 30g，粳米 100g。

制法与用法：先将白茅根、玉竹煎汤去渣，再入生地黄、粳米熬粥。餐点食用。

功效：凉血滋阴，去燥火。适用于血热阴亏体质。

（3）鸡血藤膏（《美容营养学》）

原料：鸡血藤 500g，冰糖 500g。

制法与用法：将鸡血藤水煎 3～4 次，过滤取汁。微火浓缩药汁，再加冰糖制成稠膏即可，可常服。

功效：养血活血，祛风润燥。适用于血虚风燥体质。

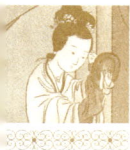

5. 针灸疗法应用

按照辨证调理，选用毫针、水针或埋线等方法，湿热内蕴取内庭、阴陵泉、三阴交、血海、中脘、天枢；血热阴亏取血海、太溪、隐白、心俞、肝俞；血虚风燥取足三里、三阴交、中脘、膈俞、肺俞、脾俞；耳穴取风溪、皮质下、神门。

敏感性皮肤的美容管理，综合做好外护、内调和养生调摄，外在保持皮肤良好的皮脂膜、皮肤屏障与水合状态，内在保持体质的平衡调和，能够达到修复皮肤屏障、增强防御能力、降低敏感性和潮红程度、恢复皮肤健美的目的。

第六节
中性皮肤的保养

一、中性皮肤的形成

中性皮肤，系最佳状态的健美的皮肤类型，其油水分平衡，细腻光洁，富有弹性，多见于少年儿童期、青壮年期，极少数可维持到中年期。详见前述皮肤类型的诊断。

中性皮肤的形成依赖于先天禀赋和后天良好的皮肤外部环境与机体内在的健康状态。

（一）良好先天禀赋因素

许多人的中性皮肤是遗传了父母与家族良好的中性皮肤基因得以维系。

（二）良好后天内外环境因素

后天，外在皮肤不仅得到了良好的保养，而且没有受到环境与不当护

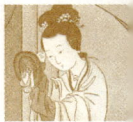

理的损害，内在保持了良好睡眠，平稳情绪，合理饮食，二便通畅，劳逸有度，生活富有节律，机体阴阳平衡，五脏协调，气血畅达，机体调节能力强。这些为中性皮肤的形成和维持提供了必要的条件。

二、中性皮肤的养护原则

（一）未变先防

随着皮肤增龄或保养不当、身体平衡失调，中性皮肤将逐渐转变为中干性皮肤或中油性皮肤及出现衰退。预防油水分失衡及衰老是中性皮肤保养的前瞻性护理原则。

（二）整体养护

中性皮肤的保养需要做好皮肤外治与机体内在的整体养护。外护上，做好保湿、防晒，维护皮脂膜与角质屏障，提供皮肤营养的护理，维护水油分平衡，避免不良环境与不当护理对皮肤的损害。内调上，做好饮食、睡眠、情志、运动、劳逸等方面的养生美容调摄，增进身体健康与皮肤营养。通过积极的外护与内调措施，维护和保持中性皮肤的良好状态，延缓皮肤退变。

三、中性皮肤养护的目标与措施

中性皮肤养护的目标，主要是维护皮肤的湿度、皮脂平衡、屏障功能和营养代谢。

（一）维护皮肤湿度

保持良好的皮肤湿度是维护中性皮肤健康的基础环节。通过外护或内调，均可提高皮肤天然保湿因子含量及减少皮肤水分流失，达到维护皮肤水合功能，保持皮肤湿度的目的。

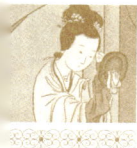

（二）维护皮脂平衡

适度的皮脂分泌是保持皮肤湿度与屏障功能良好状态的必要条件。皮脂分泌不足则会使皮肤转干、屏障功能下降，皮脂分泌过多则会使皮肤偏油、容易形成毛孔粗大，因此维护皮脂平衡是中性皮肤保养的重要层面。对于秋冬干燥、皮脂收敛及中性皮肤转向偏干者，可通过外涂含脂护肤品、食用高脂、高糖食品，以及运动等以提高皮脂膜与角质层的含脂量。对于夏季皮肤溢油及中性皮肤转偏油倾向者，则应减少含脂护肤品的使用，并降低脂肪与糖类食物的摄入。

（三）维护屏障功能

维护皮脂膜、角质层等皮肤各层面的屏障功能，对于保持皮肤良好的湿度和防御能力，防止中性皮肤出现干燥与光老化，具有重要的意义。一方面应用功能护肤品等措施维护皮肤屏障，另一方面需避免皮肤屏障的损害。

（四）维护营养代谢

充分的营养供给是中性皮肤维持良好的新陈代谢与再生修复功能状态的保障。应用护肤品、饮食、运动、按摩与物理仪器等措施，可增进皮肤营养的内外供给，促进皮肤新陈代谢，使中性皮肤维持年轻态，延缓衰退。

（五）防止内外损害

防止环境、紫外线、不当护理对皮肤的外在损害，以及防止垃圾食品、不良生活方式对健康与皮肤的内在损害，也是中性皮肤保养的重要一环。

四、中性皮肤美容管理的实施

（一）做好个人日常护理和养生调摄

1. 个人日常护理

参照前述个人日常护理的方法、步骤和原则，做好中性皮肤的日常护

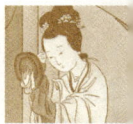

理，正确选用中性皮肤适用的护肤品，并正确操作清洁、补水、润肤、面膜、防晒等个人家庭护理步骤。通常，中性皮肤应用保湿性护肤品进行保养即可，25 岁以后宜适当增加护肤品的营养和防衰效价，如应用含玻尿酸、胶原蛋白、维生素 E、多肽等活性成分的护肤品。冬季干燥、皮脂收敛，可按偏干性皮肤护理；夏季多汗、出油，可按偏油性皮肤护理。另外，尽可能少做粉饰化妆。

2. 美容养生调摄

中性皮肤的美容养生调摄，做好平衡膳食，情志调达，劳逸结合、适度运动和充足睡眠等方面的调摄，维护良好的健康状态，为皮肤创造平衡、调和的身体内在环境，助益皮肤健美。饮食上，保障身体与皮肤所需各种营养素的摄入，可多食富含维生素 A、维生素 E、维生素 C、纤维素、微量元素硒、胶原蛋白等营养素的美容养颜食品。富含维生素 C 的食物有柑橘类水果、草莓、芒果、猕猴桃、叶类蔬菜等；富含维生素 E 的食物有植物油、人造奶油和杏仁、胡桃、白果等坚果；富含胶原蛋白的食物有猪皮、蹄筋、裙边等；富含纤维素的食物有竹笋、燕麦等。

（二）美容科适宜护理与治疗项目的应用

1. 皮肤基础护理

应用适宜中性皮肤的具有保湿、滋润和营养作用的功能性护肤品，结合基础美容仪器，通过院护相关步骤进行护理，发挥对中性皮肤的保养效果。可每周做院护保养 1 次。

2. 声光电仪器应用

光子嫩肤、射频、水光嫩肤等可应用于中性皮肤的保养。可数周应用一次。

3. 中药调理

中性皮肤反映的身体状态是阴阳平衡、五脏协调、气血畅达、机体调节能力强的健康状态，因此一般不需服用中药进行调理。但中年人可适当服用一些补益性的中成药以增强脏腑机能，预防衰退。可选用归脾丸、八珍丸、六味地黄丸等进行保健。

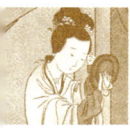

4. 食疗药膳调养

可选用银耳、枸杞子、黄芪、玉竹、酸枣仁、石斛、红枣、玫瑰花等制作保健茶饮用。

适宜药膳验方举隅：

（1）珠玉二宝粥

原料：山药 60g，薏苡仁 60g，柿霜饼 24g。

制法与用法：将山药、薏苡仁共同捣成粗渣，小火煮至烂熟，再将柿霜饼捣烂，调入溶化。早晚各食 1 次，每次 10 ～ 15g。

功效：清补脾肺，甘润肌肤。

（2）苓归乌鸡盅

原料：乌鸡 500g，茯苓 10g，当归 10g，盐 3g，味精 1g，鸡精 1g。

制法与用法：乌鸡洗净切块，用沸水焯一下待用；锅内加适量水、盐、味精、鸡精，下入乌鸡块、茯苓、当归，小火煲 3 小时左右即成。可以每周服用 2 次。

功效：补益气血，活血悦容。

（3）党参圆肉炖裙边

原料：裙边 200g，党参 10g，桂圆肉 10g，盐 3g，味精 1g，上汤 500mL。

制法与用法：选用上等裙边洗净待用；砂锅内加适量上汤、盐、味精及党参、桂圆肉，放入裙边，小火炖煮 2 ～ 3 小时即可。每周服用 1 次。

功效：补中益气，健脾益肺，滋润肌肤。

5. 针灸疗法应用

面部穴位进行针灸或点穴，可助局部养颜。艾灸足三里、中脘、神阙、关元等穴，能够鼓舞气血、抗衰驻颜。

中性皮肤的美容管理，综合做好外护、内调和养生调摄，能够维持皮肤与身体的良好状态，延缓中性皮肤的退变，实现青春常驻。

第三章

常见面部皮肤损容性疾病与症状的防治

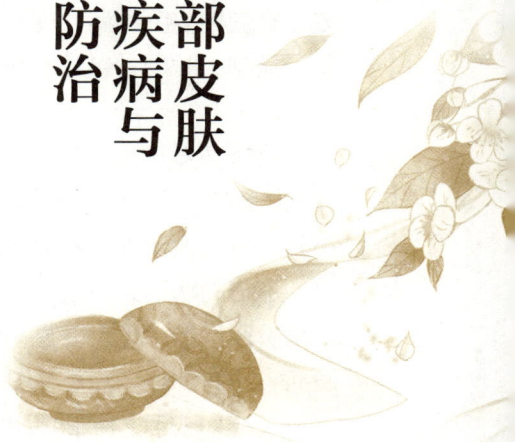

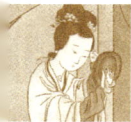

第一节
痤疮（粉刺）

一、概述

痤疮又称粉刺、青春痘，也常直呼痘或痘痘，是一种毛囊皮脂腺的慢性炎症性皮肤疾病。皮损主要发生在颜面、胸、背部位，以白头黑头粉刺、丘疹、脓疱、囊肿、结节及痘印、凹洞或疙瘩瘢痕等损害为主要临床表现。

痤疮多发于青少年，中年人也可发病，发病率很高。随着生活方式、环境的改变，不仅长痘的人群增多，而且长痘的年龄幅度也进一步扩大，小到9岁，大到60岁都可能发病。

痤疮的病程大多较长，短的一年半载，长的数载，更长的数十载，可以是阶段性的，也可以是持续性的、反复发作性的，大多数自青春期开始发病，也有30多岁才开始长痘的。

长痘对皮肤损害的程度因人而异，皮损严重的不仅是长痘过程的烦恼，而且其后遗症毛孔粗大、痘坑瘢痕将伴随终身。许多家长对孩子长痘问题的认识存在误区，认为是青春期生理现象，不予以引导调理。我们的忠告是：一则长痘是身体内分泌有关的体质平衡失调的外在表现，是病理现象；二则长痘会造成精神心理损害，影响人的形象、颜值和自信心；三则治疗痘痘不能只想到"面子"美容问题，只单纯应用局部外治护理治标的方法，必须想到痘痘不只是外在局部问题，而是与内在体质平衡失调有关，必须结合中医内调才能标本兼治，才能获得既治痘痘又调身体的目的，且内调之后痘痘不易复发，因此体质调理的意义甚至超过祛痘本身。

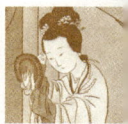

二、病理机制

（一）西医学机制

遗传基因或后天因素使痤疮患者皮脂腺细胞膜上的雄激素受体较常人发达，在青春期雄激素分泌增多或成年人内分泌失调等诱因作用下，雄激素刺激导致皮脂腺肿大、皮脂分泌亢进、皮脂腺导管与毛囊口上皮过度角化，从而发生毛孔堵塞，皮脂排泄不畅而形成皮脂栓粉刺；在厌氧环境下，痤疮丙酸杆菌等厌氧菌大量增生繁殖，产生溶脂酶等，分离皮脂产生游离脂肪酸而刺激毛囊，致使毛囊壁损伤破裂，淤积的皮脂及细菌侵入毛囊外周与真皮内，从而引起毛囊周围不等程度的炎症反应。

（二）中医病机

中医病机认为，粉刺与痤疮的发病，皮肤毛窍的脂溢堵塞或干燥郁闭是发病的外在条件，脏腑气血失调、内生五邪（火、湿、燥、风、寒）是发病的内在条件，其发病往往是内外在条件共同作用的结果。痤疮皮损类型与病机性质有关，白头黑头粉刺皮损系肺经风热、燥热郁闭、毛窍失宣所致；痤疮炎红丘疹、化脓性丘疹、脓包、囊肿皮损系湿热熏蒸、毛窍郁结、热盛肉腐所致；痤疮结节、疙瘩皮损系风热痰瘀搏结所致；痘印皮损系皮部孙络损伤瘀滞所致；痘坑皮损系肉腐损肌所致。皮损鲜红、脓血多、面热赤红或潮红敏感与火盛、血热有关；皮损暗滞、暗疮郁久不发与脏腑寒热虚实夹杂有关。

三、诊 断

（一）病证诊断

痤疮病的临床诊断并不难，依照痤疮白头黑头粉刺，炎性丘疹、脓疱、囊肿、结节及其后遗痘印、痘坑、疙瘩瘢痕等皮损的特征及发病部位、发病年龄等临床表现即可予以诊断。临床上须与玫瑰痤疮、脂溢性皮

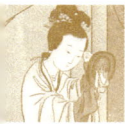

炎、面部过敏性丘疹进行鉴别诊断。痤疮虽多发病于油性皮肤，但也可发病于混合性、敏感性和干性皮肤。痤疮伴皮肤潮红敏感者多为玫瑰痤疮或脂溢性皮炎。

（二）病因诊断

痤疮的病因与先天遗传基因和后天生活方式均有关系。父母的肤质和体质基因在一定程度上会遗传给后代，父母辈属于油性肤质、容易长痘的，则子女的皮肤大多也是相同情况。后天生活方式则与饮食偏颇的病因关系最大，偏食及过食油腻、肉类、油炸、辛辣、甜果、烧烤、烘焙食品均容易诱发长痘，另外熬夜、精神压力、便秘、月经不调、内分泌失调、妇科慢病等也会导致长痘。一些外部因素也可引起长痘，如长期进行脂粉化妆或过度使用油腻性护肤品导致毛孔堵塞而引起长粉刺；面部长期使用激素，或剥脱创伤性治疗，导致毛囊皮脂腺与毛孔功能失调而引起长痘。

（三）中医证型诊断

粉刺与痤疮的证型诊断，需综合基本肤质、肤色、皮损特征、舌脉征象与身体表现的症状予以辨证诊断。中医认为有诸外必有诸内，也就是说长痘不是皮肤外在的孤立问题，而是内在脏腑机能失调的外在表现，因此痤疮的外治只是治标，而内调才是治本。内调需以辨证论治为原则，痤疮以湿热、火旺燥热、血热、肝失疏泄、痰瘀互结等实证证型为多见，但也有实证兼脾胃虚寒、脾虚湿盛、脾肾阳虚、气血不足、阴虚等的寒热虚实夹杂证型的患者。痤疮实证证型常见以下 5 种：

1. 湿热证型

白头黑头粉刺与炎性丘疹、脓疱、囊肿并见，炎性皮损淡红或鲜红，肤质为油性或混合偏油，部分存在敏感性肤质（多属于玫瑰痤疮），毛孔粗大，病程长、经久不愈、反复发作，伴有大便黏滞、舌红苔腻、脉濡滑等证候。

2. 火旺血热证型

炎性脓疱皮损较为突出，且皮疹赤红、脓血较多，面部皮肤发烫，肤

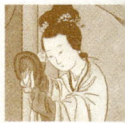

质多偏油，也有兼缺水与敏感情况，伴有便秘、性情急躁、舌深红苔黄，脉弦劲数等证候。

3. 肝失疏泄证型

粉刺与炎性皮损并见，炎性皮疹偏红或暗红，有的痘痘会许久发不出来，肤质多为混合性，伴有情绪抑郁或躁怒、胸腹胀闷、乳房胀痛、痛经、月经不调、舌边红或舌质红暗、舌苔黄或白，脉弦等证候。此证型女性常伴有内分泌失调，妇科肿物，慢性盆腔炎等疾病，由于冲任失调，经期往往粉刺多发。

4. 肺经风热证型

以毛孔干燥角化、闭合白头粉刺为主，兼有黑头粉刺、炎性潮红小丘疹，肤质多为混合性，舌尖红苔薄黄，脉滑数。

5. 痰瘀互结证型

以痤疮皮损表现为结节硬粒、疙瘩瘢痕为主要特征，舌红瘀暗苔腻黄或腻白，脉弦。

寒热虚实夹杂证型者，肤质多呈混合性，皮肤色泽较暗淡，痘痘易形成"暗疮"，即痘疹色泽暗沉、经久发不出来，痘印暗晦难退，其他证候也表现为寒热虚实夹杂特征。

此外，面部痘痘分布的部位与脏腑经络有一定的相关性，如：口周下巴部位长痘与肠道、妇科有关；鼻周长痘赤红与肺胃有关；面侧、耳前、太阳穴处长痘与肝胆有关；额头粉刺与肺肾有关；颧部长痘与血热有关等。

四、防治管理

（一）防治原则

1. 早防早治

痤疮的发病是可以预防的。根据痤疮发病的规律，预防痤疮发病主要从先天父母禀赋、青春期和壮年期三个阶段入手。父母油性皮肤且长痤疮的，在育龄期予以体质调理可降低子女痤疮发病体质的先天禀赋。青春期

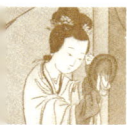

与壮年期注意饮食平衡，控制油炸、肉食与辛热食品摄入，避免熬夜、精神压力，保持良好睡眠与适宜运动，女性壮年期还需避免妇科炎症与内分泌失调，做到这些就能在很大程度上避免发生痤疮。不论哪个年龄段，一旦发生痤疮，均应尽早予以治疗，以避免或减轻长痘造成的毛孔粗大、痘印色沉、痘坑与瘢痕疙瘩后遗症。

2. 标本兼治、治病求因

局部外治治疗痤疮是有效的，能够减轻乃至消除痤疮皮损，但长痘的体质与生活方式诱因如果没有改变，则痘痘很容易复发。因此，在面部外治治标的同时，必须改善引起长痘的体质偏颇及改变不良饮食习惯等因素，消除长痘的原因，做到标本兼治、治病求因才能使痘痘不复发。

3. 避免不当治疗

应用光疗、酸疗、维 A 酸、激素、抗生素等治疗痤疮，如果应用不当将会有明显的副作用与皮肤损伤，必须予以避免。

（二）防治目标

1. 消除上皮角化、毛孔堵塞

上皮过度角化引起毛孔堵塞、皮脂排泄不畅是粉刺病理的重要机制，可应用维 A 酸、果酸、水杨酸、去死皮膏、保湿剂、点阵激光、中药面膜等，均有助于角质软化、溶解与剥脱，但需防止皮肤角质屏障损伤。

2. 清除皮脂栓、脓头

粉刺白头黑头皮脂栓与炎性脓头，应用针清排出，对避免粉刺发炎与化脓扩大是有积极意义的，但需掌握专业技术进行操作并严格消毒，避免针清创伤与炎症扩散。

3. 抗菌消炎

感染性发炎与化脓痤疮，可以口服或外用抗生素，但需控制抗生素的副作用，中药对痤疮有良好的抗菌消炎作用，可替代抗生素以避免副作用。

4. 抑制皮脂分泌

改善皮脂分泌亢进与失调是痤疮治疗的重要环节之一。外用维 A

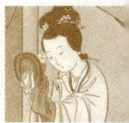

酸、壬二酸、氧化锌、硫酸锌、水杨酸、中药等制剂及蓝光照射，内服甘草锌、异维A酸、抗雄激素药、中药，均可调节抑制皮脂腺分泌。维A酸类药物与抗雄激素药均有明显的副作用，维A酸可致皮肤敏感、潮红、干燥、肝功损伤等副作用，抗雄激素药可致内分泌失调，因此需慎重使用。

5. 修复表皮创伤，改善痘印痘坑

痤疮表皮创伤、痘印痘坑的修复，可应用细胞生长因子、胶原蛋白、左旋C、透明质酸、中药等制剂，也可应用光子、点阵激光、射频、红光、水光针等进行治疗修复，达到淡化痘印、改善痘坑的效果。光电治疗需防止皮肤过热损伤，导致皮肤潮红、发热、敏感。

6. 平复增生疙瘩

可应用点阵激光、曲安奈德皮内注射、硅酮疤痕膏、中药等治疗，达到软化、平复痤疮瘢痕疙瘩的效果。

7. 改善体质失调

避免诱发长痘的不良饮食、生活习惯与情绪因素，应用中药、食疗、针灸等方法内调，改善引起长痘的湿热、火旺、血热、肝郁等失调体质与内分泌失调状态，是治疗痤疮的治本措施。

（三）护理与治疗

1. 外护与外治

痤疮的皮损病位在皮肤表面，因此进行外部护理与外治能够获得显著效果。

（1）护肤品护理　选用油性皮肤及祛痘适宜的功能性护肤品，家庭护理早晚使用深层清洁洗面奶、收敛爽肤水、祛痘凝胶及调理乳等，每周2～3次使用祛痘面膜。美容科院护每周可做1～2次祛痘治疗护理。痘印可应用左旋C、壬二酸、积雪草苷等制剂。长痘兼皮肤敏感者，应慎重使用刺激性祛痘产品，通常须先做敏感修复护理，或祛痘兼顾敏感调理。

（2）美容药物外用　外用维A酸类制剂、果酸制剂对祛痘有显著效果，但易引起皮肤敏感、潮红、干燥，副作用明显，建议由专业医生指导

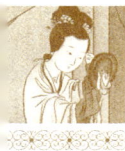

并决定是否使用。炎性痘痘可使用甲硝唑冲洗皮肤或调入面膜外敷。中药祛痘面膜具有良好的消炎祛痘作用，副作用少，建议多使用。中药面膜：可选蒲公英、连翘、白鲜皮、桔梗、黄芩、虎杖、杏仁等，磨细粉，热水调敷。

中药祛痘面膜验方举隅：

①粉刺方（《万病回春》）

原料：枯矾 30g，生硫黄、白附子各 6g。

制法与用法：外用，敷粉刺，临晚上药，次早洗去。

功效：解毒杀虫，燥湿散结。

②颠倒散（《医宗金鉴》）

原料：大黄、硫黄各等份。

制法与用法：凉水调敷患处。

功效：解毒杀虫，化瘀消肿。

③孙仙少女膏（《鲁府禁方》）

原料：黄柏 10g，土瓜根 10g，大枣 7 枚。

制法与用法：黄柏去掉外层粗皮与土瓜根研成细粉，加入大枣粉调和成黏膏状，每天早晨用开水化开一些，加入温水洗脸。

功效：清热解毒，活血化瘀，祛痘润肤。

④莹肌如玉散（《普济方》）

原料：楮实 150g，白及 30g，升麻 250g，甘松 21g，白芷、白丁香、砂仁各 15g，糯米末 600g，山柰 9g，绿豆 150g，皂角 900g。

制法与用法：上药共研为末，和匀。热水调敷脸。

功效：去除粉刺痘印，嫩肤祛斑。

（3）粉刺针清　粉刺皮脂栓与脓头通过针清排除有助痘痘消除，但针清技术专业性较强，操作不当容易造成炎症扩散、创伤色沉，建议由专业技术人员进行操作，不宜自行进行针清。另外，针清过程需要加强消毒杀菌，并防止交叉感染。详见前述皮肤护理步骤关于粉刺针清的相关论述。

（4）物理治疗美容仪器应用　红蓝光、臭氧喷雾仪、高周频设备对痘痘消炎、修复痘印均有一定效果，每周可使用 1～2 次进行治疗。射频与

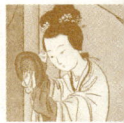

光子也可助痘印消退。应用水光针、微针配合药物均可改善皮肤阻塞、细嫩毛孔、消退痘印。应用 1550nm 波长非剥脱点阵激光或二氧化碳点阵激光均可治疗痘坑。

（5）毫针外治

局部取穴：取痤疮皮损局部周围（阿是穴），采用毫针浮刺、点刺、平刺、散刺、围刺等针法；或取皮损部位临近穴位，采用直刺不行针，可发挥疏通皮肤孙络，消肿化瘀，修复痘印、痘坑等作用。

远道与辨证取穴：取远道穴位，采用直刺、行泻法捻针，可发挥远治与调整脏腑作用。

远道主穴：曲池、合谷。

辨证配穴：肺热加肺俞、尺泽。脾胃湿热加阴陵泉、足三里、三阴交。肝热血热加肝俞、膈俞、血海、行间。血瘀痰凝加血海、丰隆。便秘加天枢、支沟。月经不调加三阴交、太冲。

2. 内调与内治

内调指针对引起长痘的内在身体失调因素，遵循治病求因、治病求本的原则，并使痤疮不易复发。内调方法包括应用中药内服、食疗、针灸调整效应、情志调节等。

内治指应用药物口服的内治法，可以治外也可调内。

（1）中医内调内治

①中药：依靠内服中药发挥内调内治作用，按照辨证论治处方，每日1 剂。对证选用五味消毒饮、黄连解毒汤、茵陈蒿汤、凉血地黄汤、柴胡疏肝散、枇杷清肺饮、知柏地黄丸、二陈汤、桃红四物汤、少腹逐瘀汤等方剂加减。

②针灸疗法：借助经络腧穴的调整作用，辨证取穴和选用针灸方法。肺热粉刺可在背上皮部丘疹或穴位处进行挑治治疗。火旺血热脓疱痤疮可选大椎、肺俞、膈俞等穴位放血治疗。还可应用毫针针刺、穴位埋线、穴位敷药灸，辨证取穴，进行脏腑机能调理治疗。

③食疗：按照食物的食性进行辨体施膳，能够改善体质失调。如湿热体质，可选用马齿苋、苦菜、薏米炖瘦肉食用；火旺血热体质可选用生地

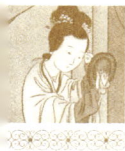

黄、金线莲、栀子炖水鸭食用。

（2）西药内治 口服抗生素、异维 A 酸对严重的痤疮脓肿有显著疗效，但有一定的副作用，建议慎重使用。不建议口服雌激素治疗痤疮。

（四）预防与调摄

1. 先天预防

对油性长痘肤质及湿热、血热火旺等偏颇体质的育龄父母，育前进行中医体质调理，可降低下一代因先天禀赋引起长痘的概率。

2. 后天预防

后天预防长痘主要从生活调摄入手。青少年发育期应避免偏食燥热油腻甜饮食品，保障充足睡眠，及时使用控油祛痘护肤品。成年人油性皮肤者应积极使用祛痘护肤品，同时注意内调，包括饮食平衡，少吃诱发长痘食品，少熬夜，保持心情舒畅、大便通畅，及时减压，有月经不调的女性应及时进行调经治疗等。

3. 防止复发

痤疮属于容易复发的皮肤疾病。由于肤质与体质是长痘者的土壤，因此痘痘经过治疗改善后，还需积极管理肤质与体质，保持适宜的皮肤护理与体质平衡调理，才能避免痤疮复发。

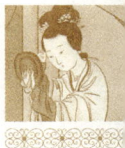

第二节
面部黑色素斑

一、概述

　　面部黑色素斑是指颜面部皮肤产生的褐色、黑色或青色的色素沉着斑点或斑块，以黑色素在表皮层或表皮下层分泌增多并异常分布为主要特征，统称色素增多症或色斑。色素增多症的种类很多，按组织病理可归纳为黑素颗粒增多型（黑素细胞数量正常）和黑素细胞增多型两类。常见的有雀斑、黄褐斑、褐青斑、瑞尔黑变病、太田痣等。详见表 3-1。

表 3-1　常见的色素增多症

黑素颗粒增多型色沉	皮损位置	黑素细胞增多型色沉	皮损位置
黄褐斑	表皮为主，可达真皮上层	外源性色沉（文身、爆炸粉粒、焦油、重金属、铅笔等）	表皮 / 真皮
雀斑	表皮	太田痣	真皮
炎症色沉斑、暴晒色沉斑	表皮 / 真皮	褐青斑	真皮
眼周色沉（黑眼圈）	表皮 / 静脉	雀斑样痣（黑子）	真皮
老年斑	表皮	斑痣	真皮
咖啡斑	表皮	色素痣	真皮 / 皮下组织
瑞尔黑变病	表皮 / 真皮		

　　面部出现的各种色斑，其皮损的深浅、形态及范围大小虽然各异，但都不同程度地破坏了皮肤的正常肤色美，影响容貌，易给求美者造成心理创伤和阴影，特别是幼年时期就开始出现皮损的患者更容易造成心理创伤，形成自卑、内向的性格，这点在女性尤为突出。因此对面部黑色素斑

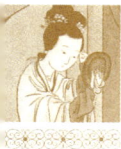

給予积极的防治具有重要意义。

二、病理机制

（一）西医学机制

黑素的生成涉及细胞分裂工作和化学合成工作。前者工作是黑素细胞分裂再生及其分泌和输送黑素小体的过程；后者工作是在黑素小体内氧化合成黑素物质的过程。酪氨酸是黑素的主要物质基础，在酪氨酸酶催化下酪氨酸转化为多巴醌真黑素（褐黑色、暗褐色、棕褐色三种）。但实际上色素生成过程十分复杂，许多化学分子参与其中并受多种因素影响。

据目前研究，人体内存在促进色素分泌的正性因子与抑制色素分泌的负性因子的调控体系，正常状态色素调控体系是平衡的，通常色素分泌的速度和数量是稳定的，因此我们的肤色也是稳定、均匀的。当存在色素异常的先天遗传基因与后天诱发因素时，色素分泌的平衡就会被打破，从而使色素分泌出现波动或异常（见表 3-2）。

表 3-2　色素分泌平衡的调控与影响因素

色素分泌正性因子	色素分泌负性因子
基础物质：酪氨酸、色氨酸、赖氨酸	皮肤中谷胱甘肽、半胱氨酸的硫氢基（–SH）竞争性结合铜离子→阻断酪氨酸酶活性； 维生素 E、维生素 A、SOD、辅酶 Q 等抗氧化，减少自由基，保护 –SH； 维生素 A 促进 –SH 生成； 维生素 C 还原、抑制黑素； 短时间使用糖皮质激素； 抑制药物：熊果苷、曲酸衍生物、氢醌衍生物、氨甲环酸等
活性催化物：酸酶基因家族蛋白（酪氨酸酶、酪氨酸酶相关蛋白、多巴色素互变异构酶），铜，锌，复合维生素 B，维生素 B_9（叶酸），维生素 B_5（泛酸），活性氧，碱性成纤维细胞生长因子，光敏性药物与食物	
激活因素：紫外线照射、光热辐射、炎症、创伤、皮脂膜与角质层损伤、重金属（酪氨酸酶活性↑，促黑素炎症因子↑，自由基↑，硫氢基↓），雌激素↑，甲状腺素↑，前列腺素↑，副交感神经兴奋→垂体促黑素细胞激素↑，长期使用糖皮质激素	
其他原因：内分泌与妇科疾病，皮肤表面产色素微球菌↑，皮肤与身体遗传基因，中医认为与气滞血瘀、肝肾阴亏、气血亏虚、肝失疏泄体质及风邪袭络等有关	

从上表可见，色素分泌的调节因子与影响因素确实很多。但是必须明

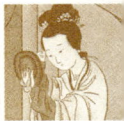

确以上诸多因子都是围绕刺激或抑制酪氨酸酶活性而影响色素分泌的，因此酪氨酸酶活性是色素生成过程的核心环节。临床上既常见由于遗传基因，或暴晒、妇科疾病、内分泌失调等原因导致酪氨酸酶活性增高，也常见由于皮肤炎症、过敏、热灼伤、物理与化学创伤、皮肤重金属中毒、护理不当等原因导致硫氢基（-SH）损伤、缺失从而间接引起酪氨酸酶活性增高。

色斑形成的病理机制不仅与色素物质合成的增加有关，而且与黑素细胞的异常活动有关。一是局部黑素细胞被激活，色斑下的黑素细胞大量制造黑素小体并输送到周围角质细胞内，黑素小体内含有酪氨酸和酪氨酸酶。二是一些色斑的黑素细胞分裂增加，形成黑素细胞簇。基因、紫外线、激素、炎症、皮肤损伤等都可刺激黑色素细胞。

（二）中医病机

中医病机认为，色素斑系皮部孙络瘀滞所致，而引起孙络瘀滞的原因来自体内外。体内原因包括先天禀赋，后天生活失调或疾病形成气滞血瘀、肝肾阴亏、气血亏虚、脾胃虚弱等病理体质，导致皮肤失养、经络不畅而发色斑。体外原因与风邪外袭、药毒侵害、屏障受损等有关。

三、诊断

（一）病证诊断

色斑种类的诊断，一般依据色斑皮损的特征及发病年龄、部位等即能够加以诊断与鉴别诊断。

雀斑：常见于面部较小的黄褐色或褐色的色素沉着斑点，大小约针头至小米粒大，数目多少不定，其发展与日晒有关，夏季经日晒后皮疹颜色加深、数目增多，冬季则减轻或消失。常有家族史。女性居多，发病时间从 5 岁左右即可开始，皮损可逐步加重，到成人时部分人有减轻趋势。

黄褐斑：又称为黧黑斑、肝斑、蝴蝶斑、妊娠斑等。主要表现为颜面两颊对称性淡褐至深褐色，甚或呈淡黑色之色素沉着斑，大小不一，形

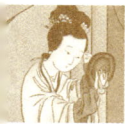

状不规则，可融合成片，边界清楚。一般夏重冬轻。部分病人可因情绪好转或妊娠后自行缓慢消退。本病多发生于女性，尤多见于中年人，男性亦可见。

褐青斑：主要特点是颧部对称分布的点片状斑，边界相对清楚，绿豆到黄豆大，直径 1 ~ 5mm、褐色、灰黑色或带青色斑点，有的人色素分布波及额头两侧。黑色素位于真皮层内。发病年龄在 16 ~ 40 岁，女性为主。

瑞尔黑变病：好发于前额、颧部、颈及耳后，也可累及躯干及四肢，呈灰褐、深褐或蓝灰色损害，有时略呈网状，边界不清，色素斑上常有粉尘状细小鳞屑，可伴皮肤轻度发红及瘙痒。多发生于中年女性，也可以累及男性。

老年斑：又称脂溢角化斑，老年疣。初期皮肤局部呈浅灰色色沉，有的会先有潮红伴瘙痒，同时可见角质层增厚，后续色沉逐渐加深、角质增厚凸起而形成老年疣。病理组织可见过氧化脂质沉积。多始发于中年人，但现在也有不少青壮年期发病的。

太田痣：皮损多发生在颜面一侧的上下眼睑、颧部及颞部，偶然发生于颜面两侧，皮损颜色常为褐色、青黑色、蓝色、灰蓝色、黑色或紫色，形态常为斑状、网状或地图状。有家族史，约 50% 先天发生，其余发生在 10 岁之后，病程缓慢，颜色逐渐加重，青春发育期后不再发展，可持续终身。

（二）病因诊断

依据家族史、生活方式与环境、健康状态、疾病、用药史等做出病因分析诊断。查找病因有助于治疗方案的确立。

1. 先天因素

雀斑、褐青斑、太田痣等有明显家族史，与遗传基因关系密切。

2. 后天因素

（1）内在影响　情绪不良、抑郁、失眠，容易诱发黄褐斑；某些基础性疾病，如妇科病、肝病、结核病、肿瘤和慢性酒精中毒等容易继发色素

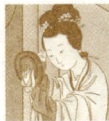

增多症，当黑色素斑由这些基础性疾病产生时，应积极治疗基础性疾病；长期服用某些药物如苯妥英钠、冬眠灵、避孕药等，会诱发黄褐斑。中医认为由于情志不遂、饮食不节、劳逸无度、疾病等内在原因，造成体内经络脏腑气血失调可引起色素斑出现或加深扩大，当全身情况改善后，色素可随之减轻甚至消失。

（2）外在影响　紫外线辐射、化妆品使用不当、皮肤屏障损伤和环境污染等，会导致或加重老年斑、雀斑、黄褐斑、褐青斑、瑞尔黑变病等的产生。中医认为当皮肤防卫能力低下时，易受外在风热毒邪侵袭而导致皮肤孙络瘀滞而出现色沉，以外在因素为主要原因产生的色斑，做好外在防护即能达到使色斑显著淡化的目的。

黄褐斑的发病，往往是先天基因与后天内外因素综合作用而发生的。当内在健康水平与皮肤抵抗力下降时，遇到紫外线辐射，黄褐斑很容易就发生了。

对引起面部黑色素斑的病因进行判断，将有利于对本病的治疗和预防。

（三）中医证型诊断

面部长斑与经络脏腑气血失调而致痰湿瘀血阻络，或火热郁结息息相关。临床常见证型有肝郁气滞、脾虚湿蕴、肾阴不足、冲任不调。

1. 肝郁气滞

面部黄褐色斑片，多呈地图样，不均匀，伴月经不调，经前斑色加深，乳房胀痛，烦躁易怒，或伴有胸胁闷胀，纳谷不香，舌苔薄白或舌质红，有瘀斑，脉弦滑。

2. 脾虚湿蕴

面部淡褐色斑片，斑色隐隐，边界不清，伴神疲乏力，饮食不佳，脘腹胀闷，或带下清稀，舌淡苔腻，脉滑。

3. 肾阴不足

皮面部深褐或黑褐，斑片状如蝴蝶，边界尚清，伴腰膝酸软，头晕目眩，失眠多梦，月经紊乱，五心烦热，舌质红，苔少，脉沉细。

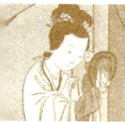

4. 冲任不调

两颧部黑褐色斑片，对称分布，月经前加重加深，伴有月经紊乱，腰膝酸软，舌质淡红，苔薄，脉细。

四、防治管理

（一）防治原则

1. 预防为先

具有色素斑家族史的育龄父母做好先天遗传的预防。对干性皮肤、肤质嫩薄、不耐晒的"黄褐斑易患肤质"者，与具有脏腑气血失调的"黄褐斑易患体质"者，应做好预防黄褐斑发病的内外防护。

2. 综合治疗

雀斑、太田痣单纯外治即可治愈，但黄褐斑、老年斑等需要外治内调、光电与药物结合的综合治疗才能获得满意效果。

（二）防治目标

1. 退却色斑

淡化与消除色素沉着是色素斑治疗的直接目标，可应用美白药物、色素爆破激光、果酸剥脱等疗法达到治疗目的。但需警惕和避免因激光、果酸、漂白药的不当治疗造成"反黑""致敏"和皮肤屏障、皮肤健康损害副作用和不良反应的产生。

2. 修复与强化屏障，维护皮肤健康

长斑皮肤本身屏障功能就比较薄弱，易受紫外线刺激，应用光疗、酸疗、刺激性漂白药治疗又会加剧皮肤屏障功能的损害，因此配合外用促进皮脂膜、角质层、真皮基质、氨基酸硫氢基（-SH）、皮肤细胞等组织再生修复和保湿、抗炎等功效的制剂，以修复与强化皮肤屏障、维护皮肤健康，是十分重要和不可忽视的。

3. 改善体内环境

一部分长斑人群主要是由于皮肤屏障薄弱受紫外线刺激所致，属于

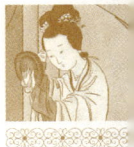

"外生斑"，可主要采取外治疗法。但另一部分长斑人群主要是由于体内因素造成皮肤色素调控失衡所致，属于"内生斑"，改善体内环境则是其主要的治疗环节，因此不可忽视内治疗法。

（三）护理与治疗

1. 外护与外治

（1）护肤品护理　容易长斑的肤质以干性肤质为多，在护肤品选择时多选用补水、滋养及美白、修复功能护肤品。

家庭护理：洗面奶可 1～2 天使用一次，早晚使用补水美白或滋养美白或修复美白的柔肤水、精华液或乳霜，面膜每周使用 1 次。

美容科院护：每周可做 1～2 次。兼皮肤敏感者，应慎重使用美白护肤品，通常须先做敏感修复护理。

（2）美容药物外用　色素斑的治疗及其皮肤保养，可应用的美容药物主要有美白药、抗氧化自由基药、细胞再生修复药、保湿剂、营养剂、剥脱剂及改善微循环药等类别。常用的、安全的、适宜长期使用的药物活性物有：左旋 C、熊果苷、曲酸衍生物、氨甲环酸、氢醌衍生物、壬二酸、表皮生长因子、维生素 E、维生素 PP、SOD、辅酶 Q、神经酰胺、透明质酸、胶原蛋白、多肽、葡聚糖、胎盘提取物、甘草黄酮等。

应用维 A 酸、果酸、水杨酸等高浓度制剂进行剥脱祛斑治疗，需要十分慎重，剥脱疗法刺激性强，对皮肤屏障损害大，极易引起皮肤敏感、潮红，色素反黑，副作用明显。高浓度氢醌漂泊制剂对皮肤健康也有伤害，也需慎用。

许多中药也是天然的美白祛斑药，如白芍、白芷、天花粉、茯苓、白附子、半夏、辛夷花、当归、白术等，但需确保中药外用不会引起皮肤过敏。中药粉水调祛斑面膜可每周敷面 1～2 次。

中药祛斑面膜验方举隅：

①玉肌散（《经验良方》）

原料：绿豆粉 240g，滑石、白芷各 30g，白附子 15g。共研细末。

制法与用法：每晚临睡前洗面后拭干，以末敷之，晨起洗去。

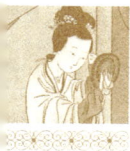

功效：祛风祛斑，润肤泽颜。

②连子胡同方（《景岳全书》）

原料：白芷、菊花各9g，珠儿粉（珍珠粉）15g，白果20枚，红枣15个，猪胰1具。甘菊花去梗，珠儿粉细研。

制法与用法：诸药捣烂和匀，外以蜜拌酒酿顿化，入前药蒸过。每晚搽面，晨起洗去。

功效：润泽肌肤，祛除雀斑。

③白蔹膏（《圣济总录》）

原料：白蔹、白石脂、杏仁各15g。

制法与用法：捣罗为末，更研极细，以鸡子白调和，稀稠得所，瓷合盛。每临卧涂面上，明旦以井华水洗之。

功效：清热祛风，润肤除斑。

（3）物理治疗美容仪器应用　应用水光针、面部微针配合美白针剂溶液可淡化色斑。应用光子嫩肤可细嫩皮肤，淡化色斑。根据不同色素斑情况应用694nm、755nm、1064nm等波长激光，对色素性皮肤疾病的治疗有显著效果，但不当治疗也可造成创伤与色素反黑，必须具备足够的专业知识技能及经验才能操作。光电治疗需要与修复性产品配合，才能维护皮肤健康。

（4）毫针治疗黄褐斑　局部取穴：取色斑皮损局部（阿是穴）及面部临近穴，以围刺法疏通局部气血，活络祛斑。

远道与辨证取穴：调理脏腑机能。

①肝郁气滞：行间、太冲、气海、三阴交。

②血脉瘀阻：血海、足三里、三阴交、合谷、内关。

③肝肾阴虚：肝俞、肾俞、三阴交、太溪。

④脾虚湿阻：脾俞、中脘、三阴交、足三里、阴陵泉。

⑤气血不足：中脘、气海、足三里、脾俞。

针法要点：应用微毫针，色斑皮损局部采用平刺、围刺法，脸部穴位直刺，远道相关经络穴位直刺行补法捻针。

（5）其他外治疗法　进行局部艾灸、刮痧或按摩均有一定效果。

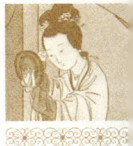

2. 内调与内治

对于色素斑与身体平衡失调有密切关系者，通过内调改善体内失调状态，才能使色斑淡化消失且不复发。

（1）中医内调内治

①中药：黑色素斑内调主要依靠内服中药，按照辨证论治处方，每日1剂。肝郁血瘀选柴胡疏肝散和桃红四物汤加减；脾虚湿蕴选参苓白术散加减；肾阴不足选六味地黄丸加减；冲任不调选逍遥丸和左归丸或右归丸加减。

②针灸：应用毫针、埋线、敷药灸、刮痧等调理脏腑气血，调整体质偏颇。辨证取穴与施术，常用的穴位有太冲、行间、合谷、三阴交、足三里、太溪、膈俞、肝俞、脾俞、肾俞等。

③食疗：按照食物的食性进行辨体施膳，能够改善体质失调。平时可选用玫瑰花、红花、白芍、玉竹、酸枣仁泡茶饮用，能助淡斑美颜。

适宜药膳验方举隅：

a. 牛肝粥（《美容营养学》）

原料：牛肝500g，白菊花9g，白僵蚕9g，白芍9g，白茯苓12g，茵陈12g，生甘草3g，丝瓜30g，大米100g。

制法与用法：将白僵蚕、白芍、白茯苓、茵陈、生甘草、丝瓜装入纱布包内，然后与牛肝、白菊花、大米一起熬粥，熟后捞出药包吃肝喝粥，每日早晚各1次。以上剂量可服2天，10天为1个疗程，中间间隔1周，连服3个疗程。

功效：疏肝解郁，增白消斑。适用于肝郁血瘀型黄褐斑。

b. 猪肾祛斑粥（《美容营养学》）

原料：猪肾1对，粳米100g，山药100g，薏苡仁50g，盐、味精各适量。

制法与用法：将猪肾去筋膜、臊腺，洗净切碎；山药去皮、切碎待用。将切碎的猪肾焯去血水后，与山药、薏苡仁、粳米加水适量以小火煨烂成粥，加入适量的盐及味精调味，分顿服用。

功效：健脾益气，增白消斑。适用于脾虚痰渍型黄褐斑。

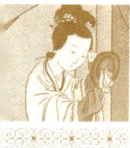

c. 桑椹蜜膏（《美容营养学》）

原料：黑桑椹 100g，黑芝麻 50g，何首乌 50g，当归 20g，麦冬 20g，生地黄 20g，蜂蜜适量。

制法与用法：将前 6 味中药加水常法煎煮 30 分钟，提取 1 次药液，反复 3 次。将 3 次提取液合并，小火煎熬浓缩，至黏稠如膏状，加 1 倍蜂蜜，搅匀再次煮沸，停火置冷，装罐储藏。饮时每次 1 匙，用沸水冲化，每日 2 ～ 3 次。

功效：滋补肝肾，养血消斑，适用于肝肾阴虚型黄褐斑。

（2）西药内治　口服维生素 C、E 可应用于治疗多种原因引起的色素沉着性皮肤病，但不宜过量服用。氨甲环酸口服剂，硒力口服液，西维尔（硒酵母）片剂也是色素沉着性皮肤病的常用药。

（四）预防与调摄

1. 先天预防

对于有长斑家族史及血瘀、湿热、血热火旺等偏颇体质的育龄父母，育前进行中医体质调理，可降低下一代因先天禀赋引起长斑的概率。

2. 后天预防

后天预防长斑及预防黄褐斑复发需从生活调摄和护肤防晒入手。

（1）生活调摄方面　饮食多摄入富含维生素 C、A、E 和微量元素锌、硒的食物。特别有长斑家族史及干性皮肤的人群平常可多食用富含维生素 C 和维生素 E 的食物，比如猕猴桃、西红柿、柚子、柠檬、红枣、山楂等蔬果类，豆类，蛋类，植物油，粗粮等。除此之外保持心情舒畅，保持乐观的精神状态，注意劳逸结合，保持足够的休息和睡眠也很重要。如果有妇科病等基础性疾病，要积极治疗。

（2）护肤防晒方面　注意防晒，打伞、穿防晒衣、戴帽或涂抹防晒霜都是很好的预防措施。

（3）避免使用有害药物与化妆品　不宜滥用有害的祛斑外用药物和化妆品，尤其是含有激素成分或腐蚀性成分的劣质祛斑化妆品，面部疾患不随意使用激素类软膏。

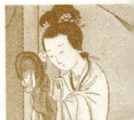

第三节
皮肤衰老

一、概述

皮肤衰老是一个涉及皮肤组织结构的衰退、变性，生理功能下降及异常的系统性变化。

（一）皮肤系统的组织与生理变化及其临床表现

皮肤衰老的变化涉及整个皮肤系统，包括皮肤组织与皮肤附属器组织，可归纳为以下方面：

1. 皮肤各种细胞数量减少，各层组织萎缩，皮肤变薄，防御功能下降，皮肤纹理变粗糙。

2. 胶原纤维、真皮基质减少，弹力纤维变性，皮肤失去弹性，出现松弛、下垂、皱纹增多并加深。

3. 皮脂分泌下降，角质层胞间脂质和天然保湿因子减少，皮肤缺水，皮肤水合、皮脂膜和屏障保护功能下降，导致皮肤干燥、瘙痒、敏感。

4. 皮肤自由基增多，脂褐质沉积，老年斑形成。

5. 色素功能异常：①黑素细胞数量减少，局部黑素细胞丧失出现老年性白斑；②黑素细胞与角朊细胞相互移位，色素分布不均形成老年性黑色素花斑；③基底细胞核分裂增加，黑色素增多，形成老年污黑面色。

6. 皮肤组织再生修复力下降，创伤愈合变慢。

7. 皮肤内的免疫系统退化，皮肤免疫力下降，皮肤易发生感染及癌变。

8. 面部毛细血管扩张或断裂，皮肤血管萎缩，血流量减少。

9. 皮肤感觉功能减退：如知觉、痛觉减退。

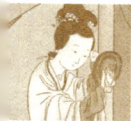

10. 皮肤附属器变化

（1）毛发　毛囊数目减少，形成秃发，并且头发变细。毛囊母细胞黑色素细胞减少，头发变白。眉毛异常发育，男性 50 岁后明显变长，女性 70 岁后变长。有的形成白眉。鼻毛、耳毛亦变长。

（2）指甲　出现甲纵纹，指甲厚度增加。

（3）小汗腺　汗腺萎缩，分泌减少，手足掌干燥易裂。

（4）大汗腺　40 岁后大汗腺活动降低，有腋臭者可逐渐减轻。

（5）皮脂腺　皮脂腺萎缩、分泌功能降低，皮肤干燥、瘙痒。而头皮与面部易患脂溢性皮炎，可能与继发孢子菌感染有关。

（二）皮肤衰老的进程

皮肤的生命周期可分为生长、成熟与衰退三个过程，全过程称为增龄（皮肤年龄）。通常以实际年龄划分皮肤周期，25 岁以下为生长期，25 ～ 55 岁为成熟期（也称维持期），55 岁以上为衰退期。但实际年龄与皮肤年龄可相差 10 ～ 20 年。

25 岁左右为皮肤的转折期。此时皮肤结束生长期，步入维持期，维护性修复生长与退化同时进行，因此 25 岁后皮肤即存在退化进程，但在 25 ～ 55 岁维持期阶段，多数人皮肤机能虽有失调，而衰退并不显著。55 岁以上年龄进入皮肤衰退期，细胞凋亡超过修复生长，老化加速，皮肤组织萎缩明显，衰退表现开始明显并逐渐加重。

成年人皮肤变化与衰老进程的详细表现大致如下：

18 ～ 19 岁：肤质由中性开始转向油性，或混合性，或干性，或敏感性的皮肤类型特征转化。

20 ～ 29 岁：可出现色斑，前额和下眼睑可出现最初皱纹，眼部下方出现细纹，可出现眼袋（儿童眼袋系先天性）。

30 ～ 39 岁：皮肤色斑加深，上眼睑出现松弛，出现鱼尾状细纹。

40 ～ 49 岁：肤质变得松弛，出现纵向皱纹，颈前自下颌下出现纵向皱纹，"川"字纹清晰可见。

50 ～ 59 岁：脸的下半部分出现明显下垂，上眼睑明显凹陷，鼻梁、

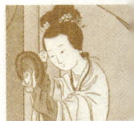

耳前、颌部也出现皱纹，颈前明显纵向皱纹如鸡颈状，手背皱纹增多。

60～69岁：皱纹继续加深，椭圆形脸部轮廓逐渐消失，口周出现放射状皱纹，手背皮肤如薄纸样皱纹，老人斑加深。

人体衰老是不能改变的生命规律，皮肤衰老是机体整体衰老的重要组成部分，衰老是渐进的过程。但皮肤衰老进程的速度因人而异，人群之间差异化很大。一些皮肤早衰的个体可在30多岁就出现老化征象，而一些皮肤迟衰的个体在50～60岁时仍保持年轻态皮肤特征，几乎无老化征象。因此皮肤年龄与实际年龄不相符，或年轻化，或老态化，差距10～20年是现实的。

二、病理机制

皮肤老化的病理机制可以从光老化（外源性老化）与自然老化（内源性老化）两方面加以探讨。

（一）西医学机制

1. 光老化

光老化主要是中长波紫外线UVB、UVA辐射引起的皮肤老化，其病理机制主要有以下几方面：

（1）紫外线直接损伤DNA结构，引起皮肤细胞凋亡，若引起DNA突变可导致皮肤癌。

（2）紫外线抑制真皮胶原蛋白合成，并使胶原变性，降解增加。

（3）毒害性自由基生成增多，侵害细胞膜使细胞凋亡，同时影响胶原合成，促使胶原降解和蛋白质氧化。

（4）损伤线粒体与端粒，造成细胞衰老。

（5）水通道蛋白3表达下调，造成皮肤缺水。

（6）紫外线直接抑制表皮朗格汉斯细胞功能，引起光免疫抑制，使皮肤的免疫监督功能减弱。

2. 自然老化

皮肤自然老化是机体生理性衰老的外在表现，其病理机制主要与激素

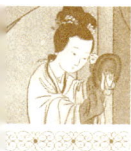

下降，新陈代谢能力下降，胶原蛋白合成减少，氧自由基增多，免疫功能降低等有关。

（二）中医病机

中医学认为，皮肤衰老的病机系五脏虚损、气血失调、痰浊壅阻、气滞血瘀、六淫侵袭所致，正虚是本，邪实为标。

三、诊断

（一）病证诊断

通常，依据皮肤萎缩、松弛下垂、皱纹增多，同时兼有皮肤干燥、纹理粗糙、色泽下降、脂溢角化斑、色素分布异常等临床表现，即可做出皮肤衰老的临床诊断。衰老性皮肤的基本肤质大多为干性皮肤，也有部分可能是混合性皮肤、敏感性皮肤，极少数是偏油性皮肤。

（二）病因诊断

皮肤衰老的原因包括外源性因素与内源性因素，每个个体基因、体质、工作和生活方式等不同，因此引起衰老的因素每个人不尽相同，必须加以具体分析诊断，才能更有针对性地采取防衰抗衰措施。

1. 外源性衰老因素

包括长期日晒风吹，环境干燥，缺少皮肤护理保养或不当护理损伤皮肤等，紫外线辐射是最主要的外源性衰老因素。

2. 内源性衰老因素

基因和年龄增长对皮肤衰老的进程有决定性作用，如许多女性在围绝经期前后由于激素剧降，皮肤垮塌十分明显。但体质健康水平、疾病、营养状况、饮食结构、精神与睡眠状态、劳逸平衡、烟酒茶嗜好等，也对衰老进程产生显著的影响。良好的生活方式、养生调摄和健康素质能够延缓皮肤衰老，而不良的生活方式、缺乏养生调摄、长期失眠、长期疲劳、情志不畅和健康素质低下则会加速皮肤衰老。

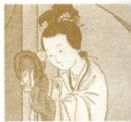

（三）中医证型诊断

中医整体观强调皮肤年轻态与内在脏腑气血机能的密切关系，认为有诸外必有诸内，"藏居于内，形见于外"，皮肤衰老多与脏腑气血衰退、邪浊内生有关。证型上，以虚为主，兼有邪实，正虚为本，邪实为标，常常是五脏俱虚，但突出脾肾两虚；气血精津液俱虚，但突出气血两虚、气阴两虚、阴阳两虚；同时存在气滞血瘀，痰湿壅阻，阴虚火旺，阳虚寒凝。临床上需以个体证候表现为准进行诊断。常见的证型证候如下：

1. 气血两虚证

面容枯槁，肌肉松弛，皱纹渐多，头晕目眩，腰酸乏力，食欲不振，未老先衰，舌淡苔白，脉细弱。

2. 脾虚痰阻证

面容憔悴，肌肉消瘦，皱纹增多，时有腰酸，头晕目眩，倦怠乏力，食少纳呆，白发早生，牙齿松动，机体早衰，舌淡胖苔白腻，脉濡弱。

3. 气虚血瘀证

面容暗沉，色斑渐增，面部过早出现皱纹且逐渐加深，身体早衰，齿枯发焦，舌暗苔薄白，脉沉涩。

4. 肝肾亏虚证

面皱发白，腰膝酸软，色斑随肝肾亏虚程度加重而加深，色斑面积渐增，舌淡苔白，脉沉弦。

四、防治管理

（一）防治原则

1. 未衰先防

延缓衰老，重在预防。从外源性与内源性引起衰老的原因加以预防，外防紫外线、风燥、不当护理等对皮肤的直接伤害，内防饮食、情志、劳逸失调、疲劳透支等造成脏腑气血的损害，加强皮肤保养与养生调摄，能够收到很好的驻颜延衰效果。

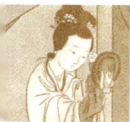

2. 趁早干预

在皮肤出现衰老征象的第一时间，即应引起警觉，此时说明皮肤与身体机能开始走下坡路了，需要加强美容与保健措施了。早期干预尚可恢复，也容易逆转，如拖延至症状严重了才进行干预则事倍功半，而且不容易完全恢复，逆转就更难了。

3. 综合防治

外防外护外治与内调内治都很重要，缺一不可。外治见效较快，但不可持续；内调与养生美容见效较慢，但能解决衰老的根本问题。另外，声光电物理治疗需与抗衰药物、营养剂结合应用，中西医疗法结合才能发挥最佳疗效。

4. 正确防治

正确防治有助于抗衰，而不正确防治可能加速皮肤衰老。线雕提升、热玛吉与酸疗换肤等急功近利、快效的抗衰疗法需恰当且谨慎使用，应用不当或过头反而会损害皮肤健康，可能导致日后皮肤衰退加速。其他不正确、不利于皮肤健康的护理都有可能加速皮肤衰老，内调方面补益抗衰也要讲究科学进补，补益不当也会导致机体平衡失调，均应予以避免。

（二）防治目标

1. 维护皮肤防御能力

光老化是皮肤衰老的重要一环，避免光老化不仅需要做好防晒措施，而且要提升皮肤抗晒能力。应用维护皮脂膜、角质层屏障和抗氧化产品能够提升皮肤防御能力。

2. 维护皮肤水脂平衡

皮肤缺水、皮脂分泌不足是促使皮肤老化的重要因素，各类型皮肤应用补水护肤品维持皮肤水合程度，以及干性皮肤应用补充油分护肤品维护皮脂膜，是最基础的抗衰措施。

3. 抗氧化清除自由基

自由基是导致细胞凋亡、胶原变性萎缩的毒性产物，外源性与内源性

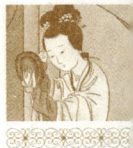

因素均可导致皮肤自由基产生增多。应用抗氧化活性物护肤品与食用抗氧化制剂、食物均可减少自由基的产生。按摩、运动等促进皮肤血液循环和新陈代谢的措施均可加速自由基的清除代谢。同时要减少自由基的产生，如少吃垃圾食品、减少熬夜、减少精神压力等。

4. 促进再生修复

皮肤老化的核心是细胞再生数量锐减，胶原蛋白大量萎缩，因此衰老中后期治疗的重点是促进细胞与胶原的再生修复。应用声光电、脂肪干细胞、细胞生长因子与骨胶原生物制剂等均有一定的再生修复作用。

5. 加强皮肤营养

皮肤的再生修复与健康维护需要充分的各类营养素，尤其是保障蛋白质、维生素、矿物质与锌、硒等微量元素的补充。护肤品、饮食与促进皮肤血液循环的措施均能增加皮肤营养素的外供与内供。

6. 提高身体健康水平

皮肤自然衰老的程度与身体的健康水平是密切相关的，延缓皮肤衰老必须提高身体健康水平。

（三）护理与治疗

1. 外护与外治

（1）护肤品护理　在各类型基本肤质护理要求的基础上，针对皮肤已经出现的衰老表现及其程度，加强应用抗衰功能性护肤品。在做好个人日常家庭护理的同时，每周进行 1 ～ 2 次美容科院护。

（2）美容药物应用　皮肤抗衰可应用的美容药物主要有抗氧化自由基药、细胞再生修复药、保湿剂、营养剂、剥脱剂及改善微循环药等，符合安全要求的常用药物活性物有维生素 E、SOD、辅酶 Q、细胞生长因子、胶原蛋白、多肽、胎盘提取物、人参皂苷、透明质酸、神经酰胺、甲壳素等。这些不同类别的药物从不同层面、不同环节发挥皮肤抗衰老作用。按照化妆品、药物、针剂等不同层次使用方法的要求，相应地通过皮肤外在涂抹、仪器导入或注入皮肤的方法加以应用。上述安全性驻颜抗衰药物应用外在涂抹和无创仪器导入（新型导液刮痧器、无针水光仪、超声波、射

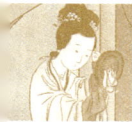

频等导入）的方法可经常性、长期性使用。应用 α- 羟酸类、维 A 酸、水杨酸等高浓度制剂进行酸疗剥脱嫩肤刺激性治疗，需要防止其导致皮肤屏障损伤，诱发皮肤敏感、干燥、色沉等后遗症，一般不轻易应用，更不能经常性应用。

中药面膜制剂具有良好的滋养除皱抗衰作用，可每周敷面 1 ～ 2 次。常用中药有黄芪、人参、当归、甜杏仁、光桃仁、玉竹、麦冬、天花粉、怀山药、益母草、银杏、白僵蚕、三七、白附子、细辛、半夏等。

中药抗衰面膜验方举隅：

①杏仁膏（《普济方》）：杏仁 100g（烫去浸皮，研如膏），鸡子白适量。上药相和，如煎饼面即可。以米泔洗之。本方以祛风润肤，减皱祛皱为主，兼可治疗面部黑斑。

②面上皱裂方（《援生四书》）：桃仁适量。研为末，合猪脂熬数次。夜卧涂之。本方对皮肤干燥的人极为适宜，可作为冬季润肤和防皱防裂的常用方。

③三花除皱液（《实用中医美容》）：桃花、荷花、芙蓉花不拘多少。春取桃花，夏取荷花，秋取芙蓉花，冬取雪水煎三花为汤，频洗面部。功能：活血润肤，泽颜除皱。

④鹿角膏（《太平圣惠方》）：鹿角霜 60g，牛乳 600g，白蔹 30g，川芎 30g，细辛 30g，天门冬（去心焙干）30g，生白附子 30g，白术 30g，白芷 30g，酥 90g，杏仁 30g（开水浸去皮尖，捣为膏）。上药除牛乳、酥外，均研细，和杏仁膏捣匀；加入牛乳及酥，放银器内，以慢火熬至软硬适中停火。瓷器内贮，每夜净肤后擦用，第二天早晨用米泔水洗净。功效：细腻润肤，祛皱防皱。

（3）声光电仪器应用　应用射频、强脉冲光、点阵激光等物理治疗，具有较高的皮肤抗衰效价，可阶段性使用。超声刀、热玛吉适合皮肤松弛下垂、皱纹程度较为严重的人士应用，但由于其刺激性过大容易造成皮肤组织损伤，因此切勿使用过度，否则反致远期皮肤衰老加速。声光电仪器抗衰需与美容药物、功能性护肤品及内调结合，否则功效难以持久。

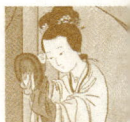

（4）面部注射、线雕、拉皮整形

①面部注射：水光针应用低分子玻尿酸等可吸收性药物注入真皮层，发挥保湿、修复、促进胶原再生和抗衰作用，属于较为安全的中胚层疗法，可阶段性应用。高分子玻尿酸与胶原蛋白注射具有充填平皱与塑形作用，约半年药物溶解吸收后将失去充填塑形作用，通常需半年注射1次，连续3次，但存在血管栓塞致残致死重大风险。不可吸收性高分子聚合物充填剂的塑形作用更加突出，但是异物存在的危害更是难以预测。肉毒素注射，通过麻痹皮肤末梢神经，可发挥立竿见影的除皱效果，也可发挥一定的瘦脸作用，但使用次数过多和操作不当可能导致皮肤松弛下垂、肌肉萎缩、表情肌活动受抑制等副作用。

②面部线雕：面部线雕对皮肤的提升紧致效果十分快捷。但如果操作不当，或应用次数过多导致组织不可逆创伤，可能发生创伤性神经痛、影响表情活动、皮下瘢痕、远期衰老加速等副作用。

面部注射与线雕被称为微整形，以往社会上存在不少非专业医生、没有资质的机构从事该项经营活动，明显增加了相关事故的发生率。

③拉皮整形：皮肤松弛下垂与皱纹也可应用整形拉皮手术进行重塑，但创伤性较大，术后恢复期长。

（5）毫针美容法

①面部美容适用毫针规格

较细的普通不锈钢毫针：直径0.20～0.25mm（32～34号），长13～75mm（0.5～1寸）。

面部美容专用微毫针：直径0.16～0.18mm，长7mm、13mm、25mm。

②面部美容针法

刺法：颜面部操作多选用浅刺、平刺、透刺、围刺或直刺等，多留针，少运针或仅微幅捻转、不提插。

进针：进针与行针注意减轻疼痛，手法忌粗鲁。管针可减痛。

留针：留针时间为20～40分钟。

出针：出针时头面部穴位要缓慢、多按压，避免出血、淤青，尤其是

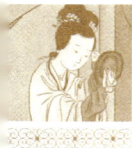

眼周穴位。

③面部除皱紧肤：针对皱纹、松弛下垂等。

[选穴]

局部取穴：

额纹（抬头纹、川字纹）：印堂、阳白、攒竹、头维、头临泣、阿是穴。

鱼尾纹、眼下纹：丝竹空、瞳子髎、球后、太阳、上关、曲鬓、四白、阿是穴。

鼻唇纹：迎香、四白、下关、巨髎、颧髎、地仓、阿是穴。

脸廓松垂：百会、头维、太阳、听会、下关、翳风、廉泉。

远道与辨证取穴：

主穴：足三里、合谷、太冲。

血瘀、睡眠不足：加血海、三阴交、神门。

脾胃虚弱、气血不足：加脾俞、胃俞、中脘、足三里。

肾虚：加肾俞、关元、太溪。

[针法要点]除皱顺皱纹平刺；紧肤提升以平刺、透刺为主，结合穴位直刺。嫩肤疗法，针对皮肤粗糙、色泽晦暗、年轻化保养，面部针法可用浮刺法，吊刺法。

④眼部美容针刺：治疗黑眼圈、眼袋、眼皮下垂、眼下纹。

[选穴]

局部取穴：丝竹空、瞳子髎、球后、承泣、四白。

远道与辨证取穴：同除皱。

[针法要点]球后、承泣应特别谨慎，指切进针，慢进慢出，只留针不行针，防止损伤眼球、血管组织，避免造成眼部血肿、淤青。

（6）其他外在护理方法　中医美容的一些方法，可应用于面部荣肤驻颜、紧致提升的个人家庭日常护理。如，每日对面部所有的穴位进行点穴按摩，每次 3～5 分钟；也可在涂抹精华液、乳霜时结合做几遍向上提拉手法；而应用陈友义老师发明的新型导液刮痧器，将营养抗衰、紧致提升的精华液导入皮肤的同时，结合向上提拉、抗松弛的导入手法，可使紧致

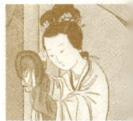

提升效应得到显著提高，每周操作 2 次，其效价可媲美现代射频仪器。

2. 内调与内治

皮肤衰老往往与身体内部的机能衰退是同步和相关联的，因此，内调抗衰不仅可实现身体内在与皮肤外在的整体抗衰，而且抗衰效应比较持久。

（1）中医内调内治

①中药：内服中药能够增进脏腑功能、调理气血、扶正祛邪、驻颜抗衰，具有重要的价值。按照辨证论治、辨体施调的原则结合中医美容科皮肤抗衰用药的特点进行个性化处方。治疗期可每天服药 1 剂，维护期可每月服药 7～10 剂或应用中成药每日 1 次。气血两虚证可选用八珍汤、归脾汤、人参养荣汤等加减；脾虚痰湿证可选用六君子汤、参苓白术散等加减；气虚血瘀证可选用补中益气汤和桃红四物汤加减；肝肾亏虚证可选用还少丹、龟龄集、六味地黄丸、左归丸、右归丸、金匮肾气丸等加减。

②针灸疗法：应用艾灸、埋线、针刺等针灸疗法，选取中脘、关元、神阙、足三里、脾俞、肾俞等强身抗衰穴位，配合辨证论治取穴。

③食疗：按照食物的食性进行辨体施膳，能够改善体质。许多药食同源的中药是天然的抗衰老药，可选用黄芪、人参、银杏、冬虫夏草、三七、玉竹、麦冬、山茱萸、巴戟天等药材与鸡鸭肉炖食。

适宜药膳验方举隅：

a. 驻颜乌鸡汤（验方）

原料：乌鸡 1 只，乌鸡白凤丸 8 粒（大蜜丸），料酒 2 两，生姜 15g。

制法与用法：将处理干净的整鸡与药丸、料酒、生姜同入砂锅中，加水 2500mL，文火慢炖 90 分钟。空腹食用 2 天。

功效：补益气血，活血驻颜，适用于气血两虚体质。

b. 虫草全鸭（验方）

原料：冬虫夏草 12 根，全公鸭 1 只，黄酒、生姜、葱白、食盐、胡椒粉适量。

制法与用法：将老鸭洗净，放沸水中余烫后捞出，虫草洗净与鸭子和

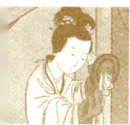

佐料放入砂锅或其他锅中；加入清水，直接用小火煨约 2 小时，至鸭子熟透即可，加调料调味。

功效：滋阴清热，平补肺肾，止咳平喘化痰，抗衰老。

c. 枸杞羊肾粥（验方）

原料：枸杞子 15g，羊肾 2 对，葱白 5g，粳米 250g，羊肉 250g，黄酒适量。

制法与用法：将羊肾洗净去筋膜切细花，羊肉切丁，然后加枸杞子、粳米煮粥，开后加上黄酒和葱白即可食用。

功效：补肾填精，抗衰老，泽肤。

d. 人参莲肉汤（验方）

原料：白人参 10g，莲子去心 10 枚，冰糖 30g。

制法与用法：将上料直接加水共煮烂后即可食用。

功效：补气益脾，润肤养颜。

e. 鳕鱼花生猪骨汤（验方）

原料：猪骨 500g，花生仁 100g，鳕鱼肉 150g，沙拉油 2 匙，太白粉适量，黄酒，葱，姜 5～6 片，盐少许，葱花、芫荽、胡椒粉各适量。

制法与用法：锅内放入猪骨、黄酒、葱、姜、盐少许和清水 5 杯，先用大火煮沸再用小火炖至骨头汤浓为止；滤出清汤后，加入花生，小火煮至软熟。将鳕鱼切成厚片沾些太白粉备用；炒锅放油烧热，下入鳕鱼，两面煎黄。把鱼片放入汤中略烫，撒上葱花、芫荽、胡椒粉各适量。

功效：滋阴润燥。

（2）西药与保健品内服　维生素 E、维生素 C、胶原蛋白、硒等制剂，可适当服用有助抗衰老。

（四）预防与调摄

1. 先天预防

对于有早衰家族史及体质虚弱的育龄父母，备孕期进行中医调理、增强体质，可避免子女禀赋父母的虚弱体质。

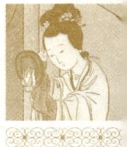

2. 后天预防

从防晒护肤和生活调摄入手。

（1）防晒护肤方面　预防光老化也是很重要的，按照前述避晒防晒方法，采取必要的防晒措施。坚持做好日常保养护肤，并避免护理不当引起的皮肤损伤。

（2）生活调摄方面　饮食上，应多食用补益五脏、补益气血的抗衰养颜食品，如冬虫夏草、燕窝、海参、鹿茸、人参、灵芝、核桃、芝麻、枸杞子、当归、红枣、银耳、百合、山药等。生活上，避免不良嗜好，保持良好的生活方式，坚持运动，注意劳逸结合，保障足够的休息和睡眠，并保持心情舒畅和乐观的精神状态。

总之，应当加强预防衰老意识，平时注重防护与调摄。不能够平时不注重保养，到了出现皮肤松弛、皱纹显现、老年斑等衰老症状时才开始紧张和重视起来，这时加强保养与治疗虽能够得到改善与逆转，但总是为时偏晚，因为"积重难返"的皮肤状态将需要付出更大的代价。因此，趁年轻坚持科学的防护保养与养生调摄，防微杜渐，才是皮肤防衰抗衰的正道。

第四节
面色不华

一、概述

皮肤色泽有两个层面的含义，一是颜色，一是光泽。颜色指色系，面部皮肤颜色常见黄、白、黑、棕、红等色谱，而光泽指肤色的通透性、鲜活性、润泽性。不论面部肤色或黄、或白、或黑、或棕、或红，只要具有通透、鲜活的光泽度与正常的血色即为健康的肤色。"红黄隐隐、含蓄明润"，是中医描写一个人气色健康的表现，皮肤红润、有光泽是健康的外

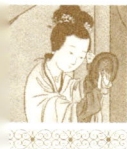

露与反映。

面色不华是非健康肤色，主要指面色缺乏通透、鲜活的光泽度和血气，常表现为面色晦暗、萎黄、青黄、青黑或苍白，缺乏光泽、血色与鲜活气息。而黄疸病面部黄染、面部异常潮红等肤色，不属于面色不华的范围。中医学认为，面色不华是由脏腑气血功能失调外显于皮肤的症状，面色不华警示身体内在健康状态的不佳。亚健康与慢病人群，不论男女老幼都有可能出现面色不华，这种肤色会给人没有精神、缺乏活力，甚至是憔悴和病态的观感。

针对面色不华予以专项诊疗的意义，不仅是为了改善面色、增进皮肤鲜活美感的需要，而且也是为了增进身体健康水平的需要。将有助于皮肤美容与健康修复的双重收益，这是中医美容独特的诊疗领域。

二、病理机制

（一）西医学机制

肤色通透、鲜艳、亮丽，说明角质层厚度适中，水合功能与脂质结构良好，真皮基质充分，皮肤微循环良好。肤色暗滞，说明皮肤水合不良，细胞能量不足、营养不良，微循环不畅，血液黏稠。肤色黄与角质层厚、皮肤组织中胡萝卜素及胆红素含量高有关；肤色黑与皮肤黑素颗粒多有关；肤色苍白与贫血、皮肤血流不足、微血管收缩有关；肤色异常潮红与微血管扩张、皮肤炎症有关。

（二）中医病机

中医认为，面色萎黄与脾虚、气血虚、肝血虚、肝郁、湿热病机有关；面色暗黑与肾虚、阳虚、气血瘀滞病机有关；面色发青与肝病、心脏病、血瘀有关。面色苍白乃血之大亏之色，可因失血、思虑伤及心脾、营养不良、脾失健运、药物伤害等所致。

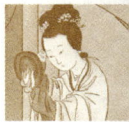

三、诊断

（一）病证诊断

依据面色晦暗、暗滞、萎黄、青黄、青黑或苍白的其中一项，并缺乏光泽、血色与鲜活气息的临床表现，即可做出面色不华的临床诊断。黄疸病所致面黄，系单纯而浓厚的橙黄色，与面色不华的萎黄、暗黄不同。高血压引起的面红，阴虚潮热与敏感肌引起的颜面潮红，以及皮肤炎症、过敏引起的面部红斑等，均为病理性面红，而非正常的红润肤色。

（二）病因诊断

儿童面色不华可因先天禀赋不足，后天贫血、脾胃弱、消化吸收差、营养不良、经常感冒或腹泻、鼻炎、睡眠不足等引起。成年人面色不华主要与疲劳、熬夜、失眠、情志不畅、饮食不调、缺乏运动、烟酒茶过嗜、房劳过度以及亚健康、脾胃虚弱、肝肾亏损、气血不足、湿热、气滞血瘀等体质有关。此外，面色不华与外在因素也有关系，如环境干燥、暴晒、屏障损伤等导致皮肤缺水、自由基增多可引起面无光泽。

（三）中医证型诊断

1. 血虚

面色苍白或萎黄，唇淡睑白，肤质偏干，头晕，乏力，舌淡、苔白，脉细弱。

2. 脾虚

面色萎黄，皮肤多表现为偏干，食少纳呆，乏力，便溏，胃脘胀闷，舌淡晦、苔白滑，脉虚弱。

3. 肾虚

面色暗黄或黑气，肤质偏干或混合，腰膝酸软，健忘，耳鸣，性功能低下，体力不支，舌晦、苔薄，脉沉弱。

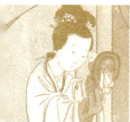

4. 湿热

皮肤油干夹杂或偏油，面色蜡黄，困倦，易患湿疹瘙痒，大便黏滞不爽，舌红、苔黄腻，脉濡滑。

5. 气郁

面色暗黄，皮肤混合，情绪抑郁，胸胁胀闷，脘腹不舒，纳呆，寐差，月经不调，舌暗红，苔白厚，脉弦。

此外，面部肤色不均表现与脏腑经络有一定的相关性，如口周晦暗与胃肠、妇科内分泌失调有关；鼻头黄、红与脾胃有关等。

四、防治管理

（一）防治原则

1. 预防在先

加强优生优育理念，提高儿童体质先天禀赋素质，避免因贫血、亚健康造成儿童面色不华。成年人各年龄段均应注意保持良好的生活方式，注重养生调摄和皮肤保养，避免上述内外在原因引起面色不华。

2. 综合调理

出现面色不华后，应及时按不同年龄段、体质与肤质状态予以合适的外护内调综合调理。及时和正确予以调理，肤色与体质的恢复就比较快、比较彻底，拖延累积就难以彻底改善、复原。

（二）防治目标

1. 提升皮肤水分

皮肤水分不足会使皮肤透明度下降、缺乏光泽，因此通过内供或外供补充皮肤的保湿因子与水分是改善肤色的措施与目标之一。

2. 提升皮肤细胞营养与能量

皮肤细胞缺乏各种营养素和能量，皮肤就会暗淡无光，因此保障皮肤的营养与能量、促进细胞再生修复和新陈代谢、清除自由基是改善面色不华的重要环节与靶向目标。措施包括应用护肤品、物理仪器、饮食、睡眠

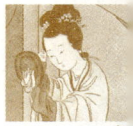

等外护内调方法。

3. 改善皮肤循环

皮肤微循环不良、气滞血瘀则会使皮肤呈现暗滞肤色，因此改善皮肤循环是提亮肤色的又一环节与靶向目标。可通过面部按摩、面膜、运动等措施加以实现。

4. 改善身体健康条件

身体内在健康是肤色靓丽的根本条件，因此调养身体、提升脏腑气血功能是改善面色的根本性措施与靶向目标。

（三）护理与治疗

1. 外护与外治

（1）护肤品与美容药物应用　按照皮肤类型选用适宜的护肤品，含左旋C、熊果苷、神经酰胺、玻尿酸、维生素E等成分的制剂均有美白、光泽皮肤作用，可多加应用。角质层增厚引起的皮肤晦暗可进行去角质护理，油性肤质1～2周一次，干性肤质1个月一次，至肤色均匀有光泽后可停止去角质。果酸嫩肤也有显效，但应用不当，如过度剥脱或引起过敏导致屏障损伤则可能适得其反，皮肤更加晦暗。中药面膜等制剂有很好的美白去黄增色作用，可选用天花粉、玉竹、甜杏仁、桃花、玫瑰花、黄芪、人参、白术、当归、白芍、白芷、白鲜皮、瓜蒌、浙贝母等中药。

中药美白增色外用验方举隅：

①永和公主澡豆方（《太平圣惠方》）

原料：白芷100g，川芎100g，瓜蒌仁100g，鸡骨香60g，皂荚（晒干，去皮、筋和仁）200g，大豆100g，赤小豆100g。

制法与用法：上药捣为末，入大豆、赤小豆，和匀。日用洗面。

功效：祛风活血，润肤香肌，悦泽面容。

②白面方（《千金要方》）

原料：牡蛎90g，土瓜根30g。诸药为末，白蜜调匀。

制法与用法：每夜临卧时涂面，次日晨起以温浆水洗去。

功效：清热散结，润肤增白。

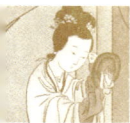

③玉容粉（《清宫秘方大全》）

原料：绿豆粉、滑石各 60g，玄明粉、白丁香、白附子、白芷、白僵蚕各 30g，朱砂 4.5g，铅粉 9g，冰片 1.5g。诸药共研细末。

制法与用法：以人乳调粉 1.5g，每日早晚洗面后敷面上。如无人乳，可以蛋清兑水少许调之。

功效：祛风清热，润肤增白。

④玉肌散（《经验良方》）

原料：绿豆粉 240g，滑石、白芷各 30g，白附子 15g。共研细末。

制法与用法：每晚临睡前洗面后拭干，以末敷之，晨起洗去。

功效：祛风去斑，润肤泽颜。

（2）面部按摩、刮痧　面部美容按摩、刮痧有很好的改善面色作用，除美容科院护进行的专业按摩刮痧外，居家也可自行进行如下按摩、刮痧方法。

①面部自我美容按摩：真人起居法（《寿世青编》），以大拇指背于手掌心劳宫穴处摩令极热，再拭目之大小眦各九遍，并擦鼻之两旁各九遍。以两手摩令热，闭口鼻气，然后摩面，不拘遍数，以多为上。以舌舐上腭，搅口中华池上下，取津漱练百次，候水澄清，一口分作三次，急速咽下。长期坚持，可令颜面红润光泽，光彩照人。

②面部经络美颜润肤刮痧法：颜面部均匀涂抹润肤精油或面部刮痧膏后使用鱼形刮痧板从面部下颌处向面颊、额头处刮拭，刮拭程度以被刮拭者舒服，皮肤微红微热为度。正常皮肤可每天刮拭，每次不超过 15 分钟。

（3）物理治疗美容仪器应用

①射频：每周一次，6 ～ 8 次为一疗程。

②光子嫩肤：每月或每季度进行一次。

③水光针：选用左旋 C、透明质酸制剂等产品通过水光针导入到皮肤中胚层，发挥美白祛黄、改善面色作用。

④红光照射：使用红光或黄光或红黄光照射，可改善皮肤气血循行，促进胶原蛋白生长，提高皮肤抵抗力，美白红润肌肤。

⑤热喷：可用蒸馏水或含有中药成分的液体，利用喷雾机均匀喷于颜

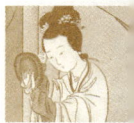

面部，促进面部血液循环，增加皮肤通透性，使皮肤更加滋润有光泽。

2. 内调与内治

面色不华因内在脏腑气血失调引起的，必须进行内调治疗方可得到根本改善。内服中药，按照辨证论治处方用药；食疗，按照食物的食性进行辨体施膳，能够改善体质失调；针灸疗法，在改善面色不华上也有独特之处，可以面部局部配合辨证选穴针刺，既能增加局部气血循环代谢，也能起到调理脏腑气血的效果。

（1）中药内调　按照辨证论治处方，每日 1 剂。血虚型选用四物汤、八珍汤加减。脾虚型选用归脾汤、补中益气汤加减。肾虚型选用六味地黄丸、左归丸或右归丸加减。湿热型选用芩连平胃散加减。气郁型选用逍遥丸、柴胡疏肝散加减。

（2）食疗内调　助益与改善面部气色、血色，可多食用补血、益气、健脾、养肾的养颜食品，如红枣、龙眼肉、荔枝、莲子、葡萄干、核桃、芝麻、枸杞子、冬虫夏草等。皮肤增白可多食润肺养肺食品，如百合、白茅根、燕窝、罗汉果、胖大海、柿子、柠檬、橙、猪肺等。

适宜药膳验方举隅：

①双鸽戏珠人参养颜煲（《美容营养学》）

原料：乳鸽 2 只，鸽蛋 12 个，鲜人参 10g，红枣 10g，生姜 10g，清汤适量，盐 8g，味精 2g，胡椒粉少许，料酒 5g。

制法与用法：乳鸽洗净，鸽蛋用开水煮熟去壳，红枣泡洗干净，生姜去皮切片；锅内加水，待水开时，投入乳鸽，用中火煮净血水，捞起待用；在瓦煲内加入乳鸽、鸽蛋、鲜人参、红枣、生姜、料酒，注入清汤，用小火煲 40 分钟，调入盐、味精、胡椒粉，再煲 10 分钟即可。乳鸽内的血水要煮净，否则煲出的汤会腥而不香。

功效：增补血色，美白润肤。

②琼玉膏（《洪氏集验方》）

原料：人参 0.75kg，生地黄 8kg，白茯苓 1.5kg，蜂蜜 5kg。

制法与用法：取鲜生地黄汁（无鲜生地黄时，将干生地黄煎熬取汁），入蜂蜜、人参、茯苓细末，和匀，放入罐内封存，每次服 6 ～ 9g，

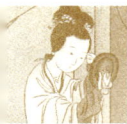

早晚各 1 次，用米酒或温开水送服。

功效：益气养阴，润肤增白。

③隋炀帝后宫面白散（《医心方》）

原料：橘子皮 15g，白瓜子 15g，桃花 20g。

制法与用法：将三种原料共同捣碎、过筛，三餐食后温黄酒服 1g。

功效：祛瘀活血，令身面皆白。

④莲子龙眼汤（《美容营养学》）

原料：莲子、芡实各 30g，薏苡仁 50g，龙眼肉 8g，蜂蜜适量。

制法与用法：将上料入煲，加水 500mL，微火煮 1 小时即成，加少量蜂蜜调味，1 次服完，每周 2 次。

功效：可益气补血，白面润肤。

（3）针灸疗法内调　辨证取穴结合面部穴位，可应用针刺、艾灸、埋线等针灸方法。

针灸验方举隅：

①千金白面针法（《备急千金要方》）：用毫针刺行间、太冲两穴。体质强盛者用泻法，虚弱者用补法。功能：疏泄条畅肝气，调和气血，白皙皮肤。

②美容灸（《保健灸法》）：穴位选巨髎、颊车、下关、阳白、印堂、曲池。每次选 1 ～ 2 穴，悬灸，各灸 10 分钟，经常使用。能温经通络，行气活血，悦泽容颜。灸关元、左命关（中脘至左乳头连线为底边，向外做一等边三角形，顶点为该穴），直接灸，关元 30 壮，左命关 50 壮。悦泽面色，改善面色萎黄、无华。

（四）预防与调摄

面色不华的预防可从皮肤外在与身体内在两方面着手。

1. 皮肤外在方面

①重视避晒、防晒，应用有效的防晒措施；②坚持应用护肤品保养皮肤，采用美白、保湿、营养、活肤功能性护肤品；③避免不当护理引起皮肤屏障损伤。

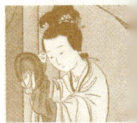

2. 身体内在方面

皮肤色泽的状态与脏腑气血的状态息息相关，预防面色不华必须做好身体调养、养生调摄，只有保持脏腑气血旺盛、调和，阴阳平衡，才能保障皮肤具有良好的气色和光泽。因此必须保持良好的饮食营养，适宜的运动，充足的睡眠，避免疲劳透支、情志不畅、便秘等，存在亚健康症状应予以及时修复。

第五节
皮肤过敏

一、概述

皮肤过敏泛指皮肤对理化、饮食、精神等身体内外刺激因子高度敏感而发生的一系列皮肤过敏性炎症反应。皮肤过敏可发生于身体皮肤任何部位，面部是最常发生的部位，以皮肤出现潮红、红斑、丘疹、水肿、毛细血管扩张、脱屑、干裂及感觉灼热、干燥、紧绷、瘙痒、刺痛等一组皮损与自觉症状为主要特征。接触性皮炎、脂溢性皮炎、玫瑰痤疮、荨麻疹、日光性皮炎、激素依赖性皮炎、特应性皮炎等皮肤病，均具有过敏性炎症特点。其病理的共同特点是超敏反应性炎症，皮肤对物理、化学、饮食、精神、病理产物等因子的刺激反应异常敏感，神经与免疫功能处于超敏或变异状态。

皮肤过敏可发生于任何年龄段，随着诱发过敏化妆品的大量使用和生活方式、饮食结构、环境气候等因素的变化，敏感性皮肤和系列敏感反应性皮肤病的发病率越来越高。皮肤过敏的发病可以是急性的，也可以是慢性的，病程表现为一过性、阵发性、阶段性、季节性、反复发作性、持续性等情况。病情轻重不一、因人而异，许多人往往反复发作，经久不愈，加上不恰当的治疗和护理，使过敏症状越来越严重，皮肤对外界抵抗力越

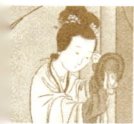

来越弱，不仅影响容颜，而且加重心理负担，进一步加重皮肤过敏。因此皮肤过敏要积极、趁早采取正确的治疗方法。临床上，往往由于皮肤过敏未得到及时治疗，或由于采用了不恰当的处理与治疗方法，使过敏反应加重，并在日后容易发生过敏反复发作，形成慢性过敏或敏感肌状态。也有一些人因反复和长期使用激素制剂，虽然即时褪红、退热、止痒、抗炎效果好，但继发形成激素依赖性皮炎皮肤病，停药后过敏反弹，面部皮肤屏障损伤，出现皮肤潮红、毛细血管扩张、多毛、干燥、色沉等后遗症，后续治疗难度加大。

皮肤过敏与皮肤敏感的概念应予以区别。皮肤过敏是皮肤发生的急、慢性过敏性炎症的病理状态。皮肤敏感是皮肤屏障薄弱、容易发生过敏，呈现敏感肌状态，属于敏感性皮肤类型的生理状态。

二、病理机制

（一）西医学机制

皮肤过敏的组织病理是一种皮肤感觉神经与免疫反应敏感、血管扩张、渗出增加的渗出性炎症。其发病机制是皮肤屏障功能薄弱，感觉神经与免疫功能反应敏感或变态，容易受致敏因子刺激而发生过敏。当皮肤处于屏障薄弱、感觉神经与免疫敏感状态下，外界刺激性化学物质及紫外线、冷热环境等物理因子可直接刺激皮肤引起刺激性过敏反应，属于非特异性过敏。当皮肤免疫系统处于变态反应状态下，接触到外在特异性抗原物质，如异体蛋白等外源性过敏原，则会引发抗原性过敏反应；或来自体内的感染、异常组织细胞、代谢产物也可形成内生性抗原，成为内源性过敏原引起过敏，这类过敏反应属于特异性抗原性过敏。

（二）中医病机

中医学认为，过敏反应是邪正相争的表现，其发病内因异禀体质与特异肤质是根本，外因六淫侵袭与接触虫毒异物是条件。

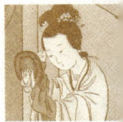

三、诊断

（一）病证诊断

皮肤过敏依据皮肤发生发红、广泛水肿或局部红斑、丘疹，发痒、发烫、干燥、紧绷，甚至干裂、疼痛等症状可予以临床诊断。急性过敏以接触性皮炎、日光性皮炎、季节性皮炎、荨麻疹、急性湿疹为常见。慢性、持续性过敏常见于脂溢性皮炎、玫瑰痤疮、激素依赖性皮炎、慢性湿疹、特应性皮炎、换肤综合征等。

（二）病因诊断

皮肤过敏病因的诊断主要从以下三方面加以分析：

1. 是否因为屏障薄弱

若是敏感性皮肤自幼存在且有家族史，则有基因禀赋原因；若是成年后出现敏感肌，则可能有屏障损伤史与敏感诱因。

2. 是否因为免疫变态

通过免疫检测、皮肤斑贴测试等方法，诊断是否存在免疫功能变态。存在免疫变态的原因，一是先天禀赋的特异性过敏体质，二是后天接触过敏原引发抗原抗体免疫反应。

3. 查找过敏原

通过病史、家族史、健康状态、发病季节、接触环境、用品、饮食及斑贴测试等判断过敏原。外源性过敏原包括接触性、吸入性和食入性三大类，主要有香精、酒精、防腐剂、透皮剂、表面活性剂、光敏物质、化妆品、药物、食物、花粉、粉尘、动物皮毛、油漆及紫外线、冷热空气等。内源性过敏因素与免疫机能失调、内分泌失调、更年期、感染、失眠、熬夜、精神紧张等有关。

（三）中医证型诊断

中医认为皮肤过敏往往是内外因交互作用的结果，当身体存在皮肤卫

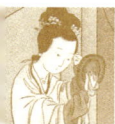

外功能低下、湿热内蕴、血热火毒、气血不足状况时，风热湿寒等六淫之邪就会同气相求或趁虚而入搏于肌肤引发过敏反应。

1. 急性过敏证型

急性皮肤过敏病理是邪正相争剧烈阶段，证型主要有湿热风扰型与血热风扰型。

（1）湿热风扰　体质湿热，皮肤潮红、水肿、皮疹渗水、瘙痒，皮肤油性或混合，大便溏黏，舌红苔黄腻，脉濡滑数。

（2）血热风扰　体质血热，皮肤赤红肿胀热烫、干痒、裂疼、起屑，毛细血管扩张，平时口干，便结尿少，失眠，急躁，手心热，舌红苔黄，脉弦数。

2. 慢性过敏证型

慢性皮肤过敏病理是邪正相持、邪留正虚阶段。此时急性过敏的证型依然存在，但湿、热、风、毒邪气有所减轻，病情有所缓和，同时正气有所损伤，兼见气血不足、阴亏阳虚、肺脾肾虚证候，形成邪实正虚、寒热虚实夹杂证型状态。

四、防治管理

（一）防治原则

1. 预防在先

（1）先天预防　父母敏感性皮肤与过敏体质的基因对下一代有一定的遗传性。因此，预防敏感肌与皮肤过敏基因的先天禀赋，需从存在这些问题的育龄父母着手调理。育龄父母在育前进行敏感肌与过敏体质的调理，可减轻下一代敏感肌与过敏体质的发生概率。

（2）后天预防　避免皮肤屏障损伤，避免诱发与引起过敏反应的内外在因素。

2. 正确治疗

对于敏感肌的修复与过敏反应炎症的治疗，采取正确方法尤为重要，需保障治疗有效，且不使病情加重，不产生并发症，不留下后遗症。

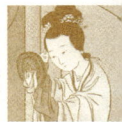

（二）防治目标

1. 修复敏感肌

对于敏感肌者，应用皮肤屏障修复护肤品及进行中医调理，恢复皮肤屏障功能，增强皮肤抵抗力，可减少过敏发生。

2. 治疗免疫变态

对具有皮肤抗原抗体免疫变态疾病的患者，进行免疫治疗，应用脱敏疗法和中医治疗，可改善免疫变态反应，减少过敏发生。

3. 避免过敏刺激因素

避免接触外源性过敏原和内源性过敏因素，能有效控制过敏的发生。

（三）护理与治疗

1. 急性皮肤过敏的处理

掌握接触性皮炎与其他敏感性皮肤病急性过敏状态的处理能力很重要，及时的、科学的处理方法能够把过敏反应的程度及其损害控制在最短的时间、最小的范围内，否则处理不及时、不恰当往往使过敏反应加重，病程延长，损害扩大，痛苦增加。中西医结合处理急性过敏的原则与方法是：

（1）停止施加和清除过敏刺激物　对化妆品、药物、日晒、热蒸等刺激引起的过敏，应立即停止施加刺激，及时用清水洗去皮肤表面的过敏物。对花粉、油漆、皮毛、食物等特异性抗原过敏者应避免再次接触这些过敏物。

（2）冷敷镇静与保湿　及时进行冰水冷敷或冷喷，面部点穴按压，也可应用胶原蛋白医用冷敷贴（对胶原蛋白过敏者忌用）或中药抗敏镇静面膜（特定经验处方）冷敷，可达到镇静退热、抑制过敏扩散的效果。褪红退热后喷涂无刺激化妆水保湿，这时不宜涂过多产品，尤其是含香精、酒精等刺激性成分的产品。对于过敏数日后皮肤干燥、干裂、紧绷严重，涂保湿水剂难以缓解的，可加涂薄薄的医用白凡士林膏以阻止水分蒸发。过敏反应较轻的接触性、刺激性过敏，通常在撤离过敏物接触并及时给予以

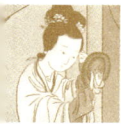

上方法处理后，过敏反应即可消退。

（3）抗过敏药物应用　对于过敏反应较为严重，上述一般处理方法未能迅速消退的，则需要口服抗组胺类抗过敏药或糖皮质激素药物。口服抗过敏药仍然难以控制皮肤红肿痒症状的，可考虑结合涂抹糖皮质激素外用制剂，但外用时间不应超过 3 ~ 5 天。一般原则是糖皮质激素外用需慎重，能不用则不用，避免引起激素依赖性皮炎及色沉。对于面部渗出水肿严重的过敏，则需要及时予以静脉滴注葡萄糖酸钙，肌注地塞米松针剂。

（4）中药内服与针灸应用　中药清热凉血、利湿解毒、祛风止痒处方内服，以及毫针针刺、穴位放血，均对急性过敏的控制与消退有一定作用，具体参照慢性皮肤过敏的治疗。

2. 慢性皮肤过敏的治疗与防护

处于慢性、亚急性、持续性过敏状态的各种皮炎，包括接触性皮炎、激素依赖性皮炎、脂溢性皮炎、玫瑰痤疮、换肤综合征、特应性皮炎、日光性皮炎、慢性湿疹等，大多存在皮肤屏障损害、过敏炎症和免疫变态病理状况，治疗较为棘手。推荐的治疗原则和方法如下：

（1）治疗原则　①尽量不使用激素治疗，避免产生激素依赖性皮炎；②应用补水、屏障修复制剂以修复屏障、降低皮肤敏感性；③应用中药、针灸疗法，以消炎、退热、止痒、降低免疫变态过敏反应；④避免过敏的诱发与刺激因素。

（2）护理与治疗方法

①应用抗炎、抗敏药物：口服抗组胺类药物、葡萄糖酸钙、甘草锌、维生素 C 等制剂。

②使用屏障修复护肤制剂：适宜选用含透明质酸、葡聚糖、胶原蛋白、表皮生长因子、积雪草苷、甘草酸钠、乳酸铵、芦荟、仙人掌、左旋C 等成分的护肤水剂、原液、凝胶、乳霜、面膜制剂。

③应用中药面膜：中药选用地榆、马齿苋、甘草、生地黄、山药等制作面膜，具有良好的抗炎抗敏、褪红止痒、修复屏障作用。但需注意用于急慢性皮肤过敏治疗的中药面膜，必须是经过长期临床检验有效的经验处方，否则不适宜的中药面膜反而会使过敏加重。

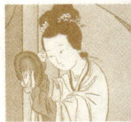

④中药内服：内服中药能够调节免疫功能、抑制免疫变态，可消炎褪红，抗敏止痒，中和与消除过敏原，标本兼治，有助于根治慢性的、复发性的过敏性皮肤疾病。临床根据证候特点予以辨证论治，针对湿热、血热、风毒、湿毒、气血虚、阴虚、邪实正虚、寒热虚实夹杂等证型，确立相应清热利湿、凉血解毒、祛风止痒、祛邪扶正、泻实补虚等治法，选用甘露消毒丹、黄连解毒汤、凉血地黄汤、化斑解毒汤、消风散、八珍汤、知柏地黄丸等方剂进行加减。

⑤针灸疗法：毫针针刺能够镇静止痒、退热消肿。

局部取穴：皮损局部围刺法或直刺临近穴。

远道与辨证取穴：曲池、合谷、三阴交、血海、风市。湿热加阴陵泉、足三里；血热加膈俞、肝俞。

耳穴：内分泌、皮质下、神门、肺。

针法要点：针刺用泻法，留针 10 分钟。

血热炽盛者，可进行穴位放血，通常取大椎、肺俞、心俞、曲池、血海等穴进行刺络拔罐。

⑥美容仪器应用：在过敏缓解期可应用舒敏之星、蓝光等仪器进行辅助治疗。

（四）预防与调摄

避免接触刺激性、致敏性产品及过敏原，避免暴晒及处于高温高冷环境。谨慎食用辛辣刺激、虾蟹等发物。保障睡眠，保持心情稳定。避免急功近利、不当涂抹激素产品。

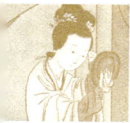

第六节
色素痣、扁平疣

一、概述

色素痣和扁平疣都是颜面部常见的皮肤赘生物损容性疾病。

（一）色素痣

色素痣是由含黑色素的痣细胞簇形成的皮肤良性肿瘤，与遗传基因有关。男女老幼均可发生，大多数人在出生至 30 岁以前发生，可随年龄增长而相应增大增多，到一定程度保持稳定，无治疗终生不会消失。个别特殊类型的色素痣会癌变，而大多色素痣对身体无害，但常常影响容貌美。

面部色素痣大小及数目不定，小如针头大，大如黄豆大，最大的可占据较广的皮肤表面。有的隆起，有的扁平成斑，有的有毛，有的无毛，表面光滑或粗糙。由于色素沉着程度不同，色素痣的颜色有黄色、淡棕色、暗褐色、蓝色、黑色等。临床上根据发病部位不同，色素痣分为三型。

交界痣：痣细胞或痣细胞巢主要位于皮肤表皮底层，表面平坦或者稍有突出，无毛，面积常在 $1 \sim 2cm^2$，为淡棕色、棕黑到蓝黑色，色素分布不均匀，个别边界不清楚。

皮内痣：痣细胞或痣细胞巢主要聚集在真皮层内，表面光滑，分界明显，面积小于 $1cm^2$，有呈片状生长的，表面平坦或隆起，偶有成带蒂状或疣状，常伴有毛发生长。颜色均匀而较深，为浅褐、深褐色。

混合痣：具有皮内痣和交界痣的特点，痣细胞团位于表皮基底细胞层和真皮层。有发生恶性变的可能。对于有恶变倾向的色素痣应该早期给予治疗。

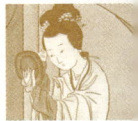

（二）扁平疣

扁平疣是常见的好发于面部的良性赘生物，是由人类乳头瘤病毒感染引起，相当于中医的"扁瘊"，可自身传染。临床表现为：面部散在粟粒或绿豆大小扁平丘疹，浅褐色、皮色或淡红色，多密集出现，质地稍硬，境界清楚，表面光滑，可因搔抓自体接种而呈串珠状排列，有轻度痒感或无自觉症状。病程较长，多年不愈，也有不治而自行消失者，亦可复发。

面部色素痣和扁平疣都突起皮肤表面，均有色素沉着现象，从而破坏了颜面部皮肤的美感，因为病程较长，会使患者产生自卑感等不良心理。

二、病理机制

面部色素痣是由于皮肤中的黑色素细胞及其分泌的黑色素颗粒异常增多、积聚而形成的。

扁平疣是由于自身细胞免疫功能低下，感染了人类乳头瘤病毒，引起表皮棘层肥厚，角化不全，角化过度或乳头瘤样增生而形成的。

中医认为色素痣与扁平疣均与脏腑、气血关系密切，若外感风热毒邪致使气血蕴结，经络瘀阻，邪气凝聚则成疣痣。

三、诊断

根据皮损特征，诊断色素痣与扁平疣并不困难。但色素痣需与斑痣、雀斑、黑子等加以鉴别诊断。扁平疣需与毛孔角化、老年疣、寻常疣等加以鉴别诊断。

四、防治管理

（一）防治原则

1.重视预防

重视皮肤的防护和身体的调摄，能够在一定程度上避免色素痣与扁平疣的发病。

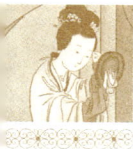

2. 积极治疗

部位容易受到摩擦的色素痣和有癌变风险的色素痣，应及早予以积极治疗。扁平疣也应趁早治疗，避免扩散。

（二）防治目标

色素痣与扁平疣的防治目标，一是去除皮损，而是调理身体内在健康，增强机体免疫力。

（三）护理与治疗

色素痣和扁平疣内治效果不佳，通常采取外部治疗方法。外治方法可选用火针、激光、电解、冷冻、化学烧灼、药物熏洗、手术等方法。色素痣病理检查已经癌变者必须进行手术切除，属于良性的宜选择非手术疗法。

1. 火针疗法

火针治疗皮肤赘生物具有微创、不出血、可视性强、精准性强、不易留疤等许多优点，但操作技能要求高，不同状态的皮损操作技法不尽相同。火针疗法适宜应用于色素痣、老年斑、扁平疣、寻常疣、软纤维瘤（皮赘）、汗管瘤、睑黄瘤、毛细血管扩张症、蜘蛛痣、痤疮囊肿及疙瘩、毛周角化症、神经性皮炎、白癜风等的治疗。

操作方法：扁平疣与小粒的色素痣通常选用单头火针，色素痣范围达3mm以上者选用三针头火针。施术前清洁皮肤，并用碘伏与医用酒精消毒局部皮肤，酒精灯内用95%乙醇做燃料。操作时将火针针体前端置于酒精灯上烧红后快速对皮损部位进行点刺、挑剥、燔灼等施术技法，针冷后重新加温施术，重复直至达到皮损完全炭化要求。施术完毕，创面即涂擦消毒药剂。术后护理，痂皮脱落前创面禁接触淋浴水、洗头水，但允许湿毛巾轻擦皮肤，保持创面干燥。前三天涂擦红霉素软膏等消毒药剂防止感染；痂皮后期干燥及脱落后可涂擦湿润烧伤膏、芦荟胶、细胞生长因子制剂、左旋C制剂等，以促进创伤修复、防止色沉及凹陷。

火针施术技法的正确性与细腻性对疗效与预后有决定性影响，一般原

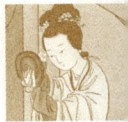

则要求是：①施针稳准，控制深浅与范围，既要除尽病灶又要尽量减少创伤，少留后遗症；②火针接触皮肤的时间要短，快触快退以减轻疼痛。详细技法因损容性疾病皮损状态的不同而异。

2. 其他疗法

高频电治疗仪电灼疗法与二氧化碳激光切割碳化治疗，容易造成出血与创伤扩大，施术时需防止留疤。液氮冷冻与化学药膏腐蚀治疗都需防止伤及周围组织引起缺损瘢痕与色沉。

扁平疣可应用中药熏洗或涂抹中药制剂，能够抑制扁平疣扩散与复发，部分患者能够达到皮损枯萎脱落效果。干扰素等西药对扁平疣的治疗效果都不理想，口服中药也很难达到扁平疣脱落目的，但能够增加免疫力，减少感染和复发概率。

（四）预防与调摄

长痣与长疣都存在家族遗传基因，当后天个体脏腑气血失调、免疫力低下时，以及暴晒、汗水浸渍、接触污水污物等，就会发生或爆发扁平疣与色素痣，因此需要做好防晒，保持皮肤洁净，避免汗水、污水浸渍，同时做好养生调摄，避免熬夜，多食富含维生素 C 的水果或适当补充维生素 C 片，提高身体免疫力。

黑色素痣患者，需避免局部反复受到刺激。如果痣不断发展，尤其在短期内突然增大或周围出现卫星状损害、变色（颜色加深变黑，边缘发红不规则）、出血、结痂、溃烂、疼痛的痣，则有癌变风险，应及时到医院检查，予以摘除，防止癌变。扁平疣患者，不要搔抓，避免造成自身扩散，洗脸毛巾应经常煮沸消毒并日晒。

第四章

头发与形体的美容保健

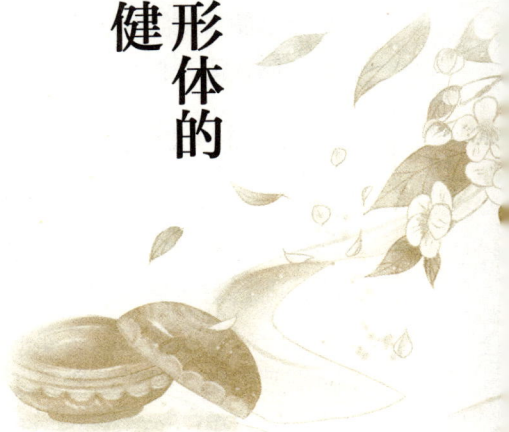

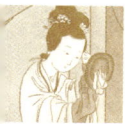

第一节
头发的美容保健

一、概述

头发的美容保健包括润发秀发和固发生发。润发秀发是指通过各种保健方法使头发润泽、乌黑、柔顺而富有弹性；固发生发是指稳固发根、减少脱落，促进长发生发。

（一）头发解剖与生理

头发是由角化的上皮细胞构成，露出皮面的部分称毛干，皮内部分称毛根，末端膨大呈球形的称毛球。头发横断面可分为三层，内层为毛髓质，由含有色素的多角形细胞构成；中间层是毛皮质，是毛发的主体部分，由含有色素的梭形细胞构成，与毛发的韧性、弹性、延展性有关；外层是毛小皮，被覆在毛发最外层，由角化细胞层叠瓦状排列，游离缘朝向毛发的远端。正常毛小皮平整光滑，能够保持头发的亮丽和韧性。当毛小皮因各种机械性或物理化学性损伤时，头发就会枯燥缺乏光滑润泽而影响美感。

头发的详细结构、生理代谢等详见第一章第二节相关论述。

（二）头发审美

头发审美可分为发型美和发质美两方面。发型美指头发的造型美，通过修剪、吹烫、梳理、蓄发等加以塑形美化。发质美指头发的质地美，包括头发的颜色、润燥、荣枯、软硬、疏密等状况，通常以乌黑、润泽、柔顺、坚韧、浓密的发质为美，这些要素也是头发健康美的标志。发型美与发质美是相辅相成的，但发质美是头发美的基础和核心，没有良好的健康

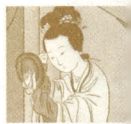

的发质和充足的头发数量，头发的造型就难以施展。头发美容保健的目标就是维护发质的健康美。

头发美在容貌审美中占有重要的地位，头发的状况与人的气质、精神状态、年轻态、健康态等息息相关。

（三）常见的头发损美性问题

随着社会生活节律、工作压力、饮食习惯、生态环境等的改变，损害头发健康美的因素不断增多，许多人出现毛发干燥、枯槁、毛糙，易折易断，容易脱落，发色枯黄、早白，或头皮油腻、脂溢性脱发，普秃，斑秃，头皮屑增多，头皮毛囊炎等头发损美性问题。这些头发问题不论是头发亚健康问题，还是头发疾病问题，都严重影响人们的容貌和精神。因此，人们对头发美容保健的意识与重视程度也在显著提高。

二、病理机制

（一）发质类型的形成

干性头发类型的形成，与其头皮和发干缺乏天然保湿因子、缺水、皮脂分泌不足有关。油性头发类型的形成，与其头皮皮脂腺雄激素受体表达过高、皮脂分泌亢进有关。混合性头发类型的形成，与其头皮皮脂分泌偏旺而发干缺水、受损、营养不良有关，可由油性头发护理不当造成头发受损、营养不良转变而成，或是脂溢性脱发的中后期由于头发营养不良而转为混合性发质特点。敏感性头皮的形成，与饮食不调、熬夜、精神压力等形成的湿热、血热等体质有关，也可能由于暴晒、化学物质刺激、皮炎等诱发所致。中性头发说明头皮油脂分泌平衡，头发水合与营养状态良好。

（二）头发枯燥、变形

头发枯燥、变形与头发缺水、营养不良和外在损伤有关。蛋白质缺乏的早期即可影响毛发，导致毛球萎缩、内毛根鞘和外毛根鞘消失，引起毛发稀疏、干燥、无光泽、质脆而易脱落，毛干缩窄易于损伤。如果头发受

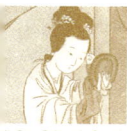

到物理、化学等物质侵蚀，比如经常烫发、长期或反复摩擦、日光、热吹风、环境潮湿、泳池中的氯化学物质或海水中的盐类浸渍等因素，都会导致毛小皮破损、裂开，越远离头皮部的毛小皮由于接触外界的时间长，越容易受到各种因素的影响，边缘可翘起或破裂，严重时还会导致发梢分叉，造成毛发不平滑，出现暗淡无光，枯萎焦黄，易断分叉等现象。

（三）脱发

脱发与头皮循环障碍、发根营养不良、头皮脂溢及精神因素等有关。缺乏氨基酸、维生素、微量元素，头发不仅枯槁而且会脱落。头皮脂溢，毛囊皮脂腺扩张压迫毛乳头血管引起营养失供，会形成脂溢性脱发。衰老、营养不良、头发受损、身体机能失调、免疫异常、某些疾病、药物副作用及辐射等均可引起脱发。毛发脱落分为生理性和病理性。每日脱落 $50 \sim 100$ 根是正常的，属于生理性脱发。病理性脱发包括斑秃、雄激素性秃发、休止期脱发、生长期脱发和不常见的先天性秃发等。临床上也有把脱发分为脂溢性脱发（含油性和干性脂溢性脱发），营养性脱发（包括贫血、失血、节食、慢性消耗性疾病等引起），神经性脱发（因焦虑、思虑、抑郁、紧张、失眠等引起），药物性脱发（因化疗、抗甲状腺药、利尿药等药物引起）等。

（四）白发

白发的产生是由于黑色素细胞减少或酪氨酸酶活性丧失时，不能制造黑素颗粒，头发色素就消失，形成白发。白发有先天性和后天性，有生理性和病理性。先天遗传性如斑驳病、少白头、白化病。病理性白发如炎症后毛发色素脱失、药物和化学性白发、代谢性白发。后天生理性白发，包括老年白发、营养缺乏性白发。

（五）头屑

头皮屑的产生可以是生理过程，是人体整个外表皮肤陆续不断的角质层鳞屑脱落的一个部分，正常情况下肉眼不可见。病理性头屑是由于头皮

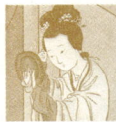

细胞生长过程明显加快，并以更快的速度迁移至头皮表面，部分头皮细胞在未完全成熟即角化不全的情况下，出现成块脱落。另外头部皮脂分泌增加，使头皮和头发均呈油腻性，令表皮上寄生的嗜脂性的糠秕孢子菌大量增加，引起真皮细胞分裂加快，头皮屑增多。精神上的压力、雄激素的刺激作用会引起头部皮脂分泌增加，头皮屑增多，鳞屑常与灰尘、脱落的角质细胞等粘在一起，不仅头皮有成块皮屑，而且头发显得油腻、黏伏、脏污。头皮屑增多，严重时还会引起局部炎症，继而发生头皮糠疹、脂溢性皮炎。基于美容角度，头皮屑确实不雅，会影响人的社交活动。但它是否成为疾病，可以从以下几方面判断：一是头皮是否有发痒、红肿、疼痛或出血等症状和体征；二是有无其他引起头皮屑增多的疾病，如头癣、银屑病、脂溢性皮炎、重症鱼鳞病等；三是是否存在继发感染，最常见的是毛囊炎或大量卵圆形糠秕孢子菌繁殖引起的皮炎。如果由疾病引起，应当以治疗疾病为主。

三、诊断

（一）病证诊断

1. 基本发质类型的诊断

通常按照头皮与发干的水油分平衡、头发质地与头皮敏感性的表现特征加以分型，可分为以下五种类型。

（1）中性发质特征　头皮与发干既不油腻也不干燥，毛发丰润光泽，柔软顺滑而富有弹性，软硬适度，易于塑造各种发型，毛发坚韧不易脱落，是健康的理想的发质。

（2）干性发质特征　发干与头皮缺水，皮脂分泌布散不足，头发干燥无光泽，有干松之感，柔顺性与弹性差，易断裂、分叉，严重的表现为头发枯槁、缠结成团、卷曲打结、散乱而毛糙，难梳理，难造型，可带有静电，也可出现干屑。干性头皮发质更容易出现营养不良和因为烫发、吹发、洗发而受损。

（3）油性发质特征　多见于 30 ～ 70 岁人群，儿童、青少年和老年人

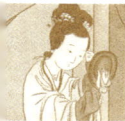

少见。头皮与发干油腻发光，似搽油状，头皮及毛发均有黏糊之感，头发黏伏不易撑起，易黏附灰尘，常有头皮瘙痒感，可见大块的头皮屑。脂溢性脱发病证的早期都是表现为油性发质，经过数年的渐进性脱发，头顶脱发部位发干直径细小，脱发后毛囊长出的毳毛不能长成终毛长毛，后期毛囊完全萎缩，形成前额与头顶区光亮的秃顶。

（4）混合性发质特征　头皮偏油而发干或发梢偏干，发干缺水燥枯，甚至发干存在营养不良和受损特征。

（5）敏感性头皮特征　由于头皮皮脂膜与角质屏障不健全，头皮水分含量降低，角质层破裂，菌群失去平衡，表皮生长失去保护，这样头皮会出现潮红或局部红斑、头皮紧绷、干裂、刺痛、灼热，对洗发露、太阳暴晒等刺激十分敏感，极易发生过敏反应和头皮炎。敏感性头皮需与头皮脂溢性皮炎、毛囊炎、头皮粉刺加以鉴别。

以上发质与头皮的基本类型特征是头皮头发的健康状态与亚健康状态的表现，在此基础上，由于头发受营养不良、各种原因受损及身体生理病理因素的影响，头发的再生修复能力和头发的质量会逐步下降，不仅枯燥失泽，失去柔润弹性，还可能出现白发脱发，头发渐渐稀少，类似于皮肤衰老进程。因此，头发的美容保健与皮肤美容一样，不仅要着眼于基本发质的调理保养，而且要着眼于头发抗衰老的课题。

另外，按照头发的粗细、硬软、直曲，可将头发分为粗硬发、细软发，或直发与卷发。

2. 脱发的诊断

日常掉发 50 ～ 100 根属于生理性或季节性脱发，超过 100 根当属于异常脱发。异常脱发的类型可分为：头发稀疏、普秃、斑秃三种状态。头发稀疏是头顶部位或整个头皮头发散在性稀少状态，在进一步的持续性掉发之后就会形成普秃。普秃多是发际与头顶部位头发的脱落与萎缩，大多是渐进性的缓慢过程，由头发脱落增多，头发逐渐变稀薄，直至秃顶。脂溢性脱发的秃顶进程需 5 ～ 20 年时间，大多在 35 ～ 45 岁形成，衰老性秃顶一般在中老年期形成。突发性的普秃多由药物副作用、免疫异常与相关疾病引起。斑秃为突发性的局灶性脱发，往往是突然出现单个或多个斑

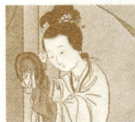

秃皮损，多种原因均可引起斑秃。

3. 白发的诊断

头发部分或全部变白，一般在 25 ～ 30 岁时已出现少量白发，45 ～ 50 岁以后白发较明显。开始白发出现在两鬓，而后发展到顶部及整个头部。胡须及体毛稍迟也变白，但腋毛及阴毛基本仍保持其色素。青年人出现大量白发为少白头，与基因有关。

4. 头屑的诊断

干性头屑干燥轻飘，多为细小碎屑飘落。油性头屑具有油腻性，零星白色鳞屑或片状头屑附着在头发上。

（二）病因诊断

1. 基因因素

头发粗细、发质的类型、脂溢性脱发、白发等，都与基因有密切关系。

2. 饮食与营养因素

偏食辛热、油腻甜食、肉食，会促成油性头皮、脂溢性脱发与头皮屑。营养不均衡与营养不良会导致毛发色泽异常、枯燥、断裂、脱发与白发。

3. 精神、劳逸与作息因素

精神紧张、压力负担、情志不畅、疲劳透支、熬夜，会引起植物神经紊乱、内分泌失调、头皮循环和营养不良，导致脱发、斑秃、白发、头皮干燥或脂溢。

4. 体质与健康因素

湿热、血热体质会引起头皮脂溢与头皮敏感肌、头皮炎症丘疹。气血亏虚、肾虚、脾虚体质会引起头发营养不良、枯燥、脱发、白发。血瘀痰湿体质会引起头皮循环不良，头发失养。儿童秃发与免疫机能失调有关。

5. 性别与年龄因素

儿童贫血、营养不良可见头发细少，色泽枯黄。脂溢性脱发男性居多，营养性脱发女性居多。头发衰退与年龄呈正相关。

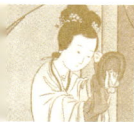

6. 外部因素

头发在淋雨、汗出、沾染污尘后未及时清洗，可致头皮真菌、细菌感染。头部暴晒可致头皮敏感、皮炎、发质受损、自由基增多、头皮脂溢、头发干燥。过度烫发、吹发、染发可直接损伤毛发与头皮，或引起头皮过敏反应。洗发护发产品使用不当，如干性头发误用肥皂、强清洁力洗发露，可加重头发干燥，出现干屑；油性头发误用护发素、焗油膏等，可导致头皮过油、毛孔堵塞，出现油屑。洗发频率不当对头发健康也会产生不利影响，如有的人发现头发干燥现象后减少洗发次数，期待自然分泌的头油集结起来滋润头发，结果产生大量头垢，甚至堵塞毛囊中的皮脂腺，造成头发更加干燥。油性头发洗发过度也会使发干逐渐变干燥。

7. 其他因素

化疗、放疗、免疫异常与疾病均可导致脱发。

（三）中医证型诊断

发为血之余，肾其华在发，头发荣泽与气血及肾直接相关。而气血又与心肺脾胃及肝的功能密切相关，因此头发的养护离不开心肝脾肺肾五脏的调养。头发不健康常见的证型有：

1. 肺气虚衰

肺主皮毛主宣发，助津液营血的敷布，内养脏腑，外濡皮毛。肺气虚常见毛发花白或枯焦。兼见少气懒言，动则气喘气促；抗病力低下，容易感染外邪，易于感冒，畏寒自汗，舌淡苔白，脉微弱。

2. 脾虚湿阻

忧愁，所思不遂，情志内伤，损伤心脾，则气血生化不足，毛发失于濡养而干枯。脾虚进一步导致水湿运化失调，湿久郁而化热导致头发黏腻，头发稀少而均匀脱落。兼见疲乏无力，肢体困重，纳差食少，脘腹胀满，大便溏薄，舌质淡红，舌苔薄腻，脉沉细。

3. 湿热内蕴

过食肥甘厚味、酒肉辛辣，导致湿热内蕴而熏蒸于头皮，引起头皮脂溢、毛窍阻塞、头发油腻多屑、脱发秃顶。兼见腹胀便黏，肥胖，舌红胖

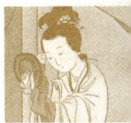

苔腻，脉濡滑或弦滑。

4. 肝气郁滞

情志抑郁化火，气血不能正常疏送至颠顶，而致头发缺少弹性、分叉、无光泽等。兼见情志抑郁，急躁易怒，喜叹息，胸胁少腹胀闷或窜痛，妇女乳房作胀结块，月经失调，痛经，闭经，舌红，脉弦。

5. 肾精亏虚

肾虚使头发失去精气濡养与温煦，头发失泽、逐渐稀疏、白发渐多。少儿先天肾禀不足则头发枯黄、量少，生长缓慢。兼见形容早衰，记忆减退，头晕眼花，腰膝酸软等。

6. 气血亏虚

气血亏虚导致头发失于濡养，头发细软，干燥少华，头发呈均匀脱落，日渐稀疏，甚至秃发。兼见少气乏力，语声低怯，面色无华，手足麻木，舌淡苔薄，脉弱等，尤以妇女及小儿多见。

7. 血热血瘀

过食辛热烤炸之味，抑或血气方刚，肝木化火，暗耗阴血，血热生风，风热上扰颠顶，毛根失养，头发会突然脱落或焦黄，或早白等。瘀血阻络，新血难以灌注于发根，出现脱发。

四、防治管理

（一）防治原则

1. 重在预防和保养

（1）先天预防　需预防先天禀赋不足导致头发不荣与早衰，也要预防脂溢性脱发、白发等基因。育龄父母需积极调养，保障肾禀充足，减少不良基因遗传。

（2）后天保养　平时重视头发的保养，科学养护，避免有害因素损害头发。在发现头发质量下降时，需及时加强对头发的养护。在头发受损时，需及时加以修复。

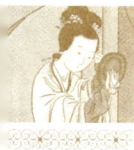

2. 积极治疗

斑秃、脂溢性脱发、白发等，均应在早期予以积极治疗，延误治疗则难以康复。

（二）防治目标

1. 改善头发的水油分平衡

与面部皮肤一样，头皮与头发的水油分平衡是头发健康的基础条件。头皮偏油者，通过加强清洁，使用头皮控油制剂，少食油腻油炸食物等加以调节。头皮与头发偏干者，通过使用发用保湿剂、营养剂，枯燥毛发应用焗油发膜，改善营养与睡眠加以调节。

2. 改善头皮循环

改善头皮循环对于养发生发十分重要，借助梳头、头皮按摩、导液梳导入植物精华、头皮药浴，加强运动等均可促进头皮循环。

3. 增进头发营养

营养是头发健康的基础，对于头发营养不良者需外用头皮营养剂，饮食加强补充头发营养素。

4. 减少掉发脱发

避免引起脱发的内外原因，保持头发良好的湿润、营养、头皮循环与头皮健康，促进毛囊健康与发根强固。

5. 促进头发再生

毛小球的再生能力对于头发稀少者十分重要，可时常应用植物性生发剂激发毛发再生修复能力，衰老性脱发还需外护内调结合。

6. 增进头发良好的色泽、柔韧性与塑型性

维持毛发的湿度和营养，平衡头皮油脂分泌，促进毛小皮（毛鳞片）的健康，增进毛发色泽、柔顺性与塑型性。

7. 保持头发洁净

适当频率（因人而异、因季而异）的洗头，及头发淋雨、污染后及时清洗，以保持头发洁净，防止病菌生长。

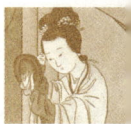

（三）护理与治疗

1. 外护与外治

（1）家庭日常护理

油性头发：选用适合油性头发的清洁力较强的洗发露，一般可隔天或每天洗发1次。不宜用热水加肥皂洗头，以免过多地刺激、损伤头皮，反而使皮脂分泌更加旺盛。油性头发不宜使用护发素，避免引起头皮积油和产生头皮屑。

混合性头发：选用清洁力适中的洗发露，每周2次洗发为宜。由于头皮油头发干，因此需要应用护发素滋润发干，但需尽量不让护发素渗入头皮。

干性头发：选用适合干性发质的保湿营养、修复型洗发露及护发素，洗发后宜应用护发素滋润发干，每周2次。特别干燥的，可在洗发后涂抹毛鳞片修复液或护发精油。枯燥头发可做焗油发膜或头发油浴护理，每周一次。头发油浴的方法是：选用植物蛋白含量较高的、略具收敛效果的优质植物油（如橄榄油）作为头油为好，加热至微温后倒于手心，搽到头发分缝处并沿整个头发往下抹，使油均匀分布，然后再分头发，每次分缝间隔开2～5cm，依次进行，直到所有的头发都被温油浸染。此时，用手指搓揉头发5分钟，将油按摩进去。按摩后，用毛巾把头包起来罩上浴帽，至少要让油在头发上停留半小时时间后用洗发露洗净。也可在睡前做油浴，第二天起床后洗净。

敏感性头皮：选用低刺激、温和的洗发产品，高度敏感者可以用婴幼儿洗发用品，每周1次。

中性头发：夏季应用清洁力适中的洗发露，不用护发素。冬季使用温和清洁力的洗发露，可应用护发素。每周1～2次。

家庭特殊护理：应用近几年发明的导液梳器具，将功能性护发润发、养发乌发、固发生发、去屑止痒、消炎抗敏等精华液、护发精油等制剂导入头皮发根，具体操作按产品说明书进行。这种新发明的导液梳器具，尤其是经过陈友义老师改进升级的导液梳（导液按摩刮痧器，专利申请号

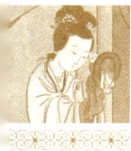

20222100454 8X），具备发根导液与头皮按摩刮痧双重功能，为养发生发与头疗护理提升了很多空间，提高了头皮施护的便捷性、效率性和护理效果，具有很高的应用价值。除外，平时多进行头皮按摩、梳头，有利于促进头皮循环、养发生发。

（2）美容科外护治疗

①药物外用

a. 去屑：选用药用型治疗头皮屑洗发制剂。治疗头皮屑药物成分主要有：

吡啶硫酮锌（ZPT）：可抑制革兰阳性、阴性细菌及霉菌和抑制糠秕孢子菌的生长。

酮康唑：对糠秕孢子菌抑制作用更强大。

二硫化硒（希尔生）：作用范围更广，可脱脂，降低皮脂中脂肪酸的含量，并能杀真菌，特别是对卵圆形糠秕孢子菌有特效；还可杀寄生虫和抑制革兰阳性或阴性细菌。对脂溢性皮炎有较好的功效。偶可引起接触性皮炎，头发或头皮干燥，头发脱色。所以用完待 3 ～ 5 分钟后，用温水洗净，必要时可重复一次。

应用处方中药煎汤外洗或中药精华液制剂外擦治疗头皮屑也有突出效果。

b. 养发、固发、生发、乌发：可应用中药处方与制剂进行洗发、头皮浸泡、熏蒸、搽药和药物导入治疗护理。中药外治用于养发、乌发、固发、生发，古代有很多验方，举例如下：

香发散（《清宫外治医方精华》）：零陵香 30g，辛夷 15g，玫瑰花 15g，檀香 18g，大黄 12g，甘草 12g，牡丹皮 12g，山柰 9g，公丁香 9g，细辛 9g，苏合油 9g，白芷 9g。共为细末，用苏合油拌匀，晾干，再研细面，用时掺匀篦发。本方大都为性温气厚之品，盖取通窍、避秽、温养之义，既可香发，又可防治白发。此方为慈禧所用。主治白发、脱发或发枯。久用发落重生，至老不白。

犀皮汤（《御药院方》）：小麦麸 90g，半夏 37g，沉香末 18g，生姜 37g。上药水煎三沸，滤去滓，取清汁，入冰片、麝香少许搅匀，洗髭发。

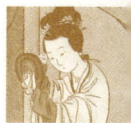

治髭发干涩，令润泽。

蜡泽饰发方（《肘后备急方》）：青木香、白芷、零陵香、甘松香、泽兰各3g。用绵包裹，酒渍2宿，入油中煎，2宿，加适量蜂蜡，急煎，再入少量胭脂，缓火煎，令黏极，去滓作梃以饰发。此方针对"头不光泽"而设，可悦泽毛发，尚有染发令黑的作用。

洗头菊花散（《御药院方》）：甘菊花76g，蔓荆子、干柏叶、川芎、桑根白皮、白芷、细辛、墨旱莲各37g。上药粗筛，每用药60g，浆水3大碗，煎至2大碗，去滓，沐发。本方祛风活血，益阴生发。可用于各种类型的脱发。

生发膏（《医方类聚》）：白芷、附子、防风、川芎、莽草、辛夷、细辛、黄芩、当归、花椒各40g，大黄5g，蔓荆子100g，马膏、猪膏各1800mL。上药前12味切碎，共马、猪膏微火煎，待白芷色黄膏成。洗头后外敷。此方治眉落、发落，可生发。适于风热阻于头面所致头发、眉毛脱落证。

令发不落方（《清宫外治医方精华》）：榧子3个，核桃2个，侧柏叶30g。共捣烂，泡在雪水内梳头。此方益肾凉血，适用于因血热或肾虚而致的脱发。

西药应用方面，近几年外用米诺地尔溶液制剂治疗脂溢性脱发，临床证明部分患者能够长成终毛。

②物理治疗

刮痧：头部经络刮拭，按督脉、膀胱经、胆经从前到后刮拭整个头部，至头皮发热止。

梅花针疗法：叩刺脱发区，用梅花针从脱发区边缘，螺旋状向中心均匀密刺，每次叩打至皮肤微微出血为度，后再从不脱发区向脱发区做向心性叩刺20～30次。叩刺结束后在局部涂外用冻干粉、生发液或用鲜姜涂抹，或点燃的艾条进行局部温和灸10～15分钟。

蓝光照射：头皮脂溢、毛囊炎，可以用蓝光照射头皮，每周1～2次。

水光针：对斑秃、头顶脱发部位导入胎盘多肽、细胞生长因子，每周

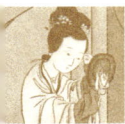

1 次治疗。

点阵激光：应用 1550 波长非剥脱点阵激光刺激秃发部位头皮，结合涂抹冻干粉、中药育发制剂。

2. 内调与内治

以中医内调内治为主。

（1）中药内调　按照辨证论治原则结合美容育发用药特点进行个性化处方。油性头发及其头皮炎症、脱发、头皮屑，常为湿热证型，可选用芩连平胃散或龙胆泻肝汤加减；干性头发及其发枯、脱发、白发，多见气血不足、肝肾亏虚、脾虚湿阻证型，可选用八珍汤、七宝美髯丹、加味四君子汤加减；肝郁血瘀证型可选用柴胡疏肝散、桃红四物汤加减；头皮敏感属血热证型的，选用凉血地黄汤加减。关于养发育发的古方、验方不胜枚举，现举例如下：

加味四君子汤（《嵩崖尊生全书》）：人参 12g，白术 9g，茯苓 9g，炙甘草 6g，熟地黄 9g。用法：水煎服，日一剂，分两次服。补气健脾。此方治发落，适于脾胃气虚，运化失健所致之毛发干枯脱落。

补益牛膝丸（《太平圣惠方》）：牛膝 500g，生地黄 500g，枳壳 250g，菟丝子 250g，地骨皮 250g。上药捣罗为末，炼蜜和丸如梧桐子大，空腹，以生姜汤下 30 丸，渐加至 50 丸。补益肝肾。此方适于肝肾不足，精血亏虚所引起的毛发脱落、稀疏不荣和须发早白。

神应养真丹（《外科正宗》）：当归、川芎、白芍、天麻、羌活、熟地黄、木瓜、菟丝子各等份。地黄捣为膏，余药研为细末，入地黄膏，加蜜，丸如梧桐子大。每次服 100 丸，晨空腹、温酒或盐汤送下。祛风胜湿，养血活血。适用于风寒暑湿之邪伤及经络气血所至的眉发脱落、皮肤光亮之油风。

二仙丸（《古今图书集成医部全录》）：侧柏叶，全当归。共研为末，不犯铁器，水糊和丸梧桐子大，每次酒或盐开水下 50 ~ 70 丸，日 2 次。养血凉血，活血祛瘀。适用于血热、血虚、血瘀引起的脱发。

七宝美髯丹（《本草纲目》）：赤白何首乌各 500g（米泔水浸三四日，去皮切片，用黑豆 2 升同蒸至豆熟，取出去豆，晒干，换豆再蒸，如此

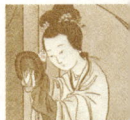

九次。晒干），赤白茯苓各500g（去皮，研末，以人乳拌匀晒干），牛膝250g（酒浸一日，同何首乌第七次蒸至第九次，晒干），当归240g（酒浸，晒），枸杞子240g（酒浸，晒），菟丝子240g（酒浸生芽，研烂，晒），补骨脂120g（以黑芝麻拌炒）。上药石臼捣为末，炼蜜和丸，如梧桐子大。每服9g，盐汤或温酒送下。滋补肝肾，乌须发。适用于肝肾不足，须发早白，齿牙动摇，梦遗滑精，崩漏带下，肾虚不育，腰膝酸软。

补真丸（《圣济总录》）：肉苁蓉350g，菟丝子350g，生地黄汁1320mL。前2味捣匀，加生地黄汁于银、石器内慢火熬成膏，另取青竹沥一盏，时时洒膏内，待稠黏，放冷，和丸如梧桐子大。空腹，温酒或盐开水送下，每次30～50丸，日2次。壮元气，益精髓，润髭鬓。适于肾精亏虚之毛发干枯者，可久服。

桂心丸（《圣济总录》）：肉桂、墨旱莲、白芷、菊花、旋覆花、黑芝麻、荜澄茄、牛膝各35g。上药捣罗为末，炼蜜和丸如梧桐子大，每服30丸，盐汤下，日2次。此方补脾肾，兼有祛风之效，治髭发枯槁，并可防治因风邪侵袭导致的头皮疾患，利于毛发健康生长。

（2）针灸疗法内调　应用毫针、埋线、艾灸等，辨证取穴，调理脏腑气血。

（3）食疗内调　按照食物的食性进行辨体辨发施膳，药膳能够调养脏腑气血、提供头发营养与生物活性物而使发质变好。

养发药膳举隅：

①生发粥（《圣济总录》）

原料：黑芝麻子2500g。

制法与用法：将芝麻子加水榨汁瓶贮，每取汁半酒杯，入米粥煮，粥频食之。

功效：滋阴养血，生发乌发润燥。

②仙人粥（《遵生八笺》）

原料：制首乌片30g，粳米60g，红枣5颗，红糖适量。

制法与用法：先将首乌煎取浓汁去渣，同粳米、红枣入砂锅内煮粥，粥成后，放红糖早晚空腹食用。

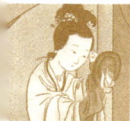

功效：补气血，益肝肾，黑须发，美容颜。适用于毛发早白，面色无华，体弱消瘦，神经衰弱等。

③菟丝子粥（《中华临床药膳食疗学》）

原料：菟丝子 15g，茯苓 15g，莲子肉 10g，黑芝麻 15g，紫珠米 100g，食盐适量。

制法与用法：将药物洗干净，加适量水与紫珠米同煮，旺火煮开后，用微火煮成粥，加少许食盐食之。日 1～2 次，连服 10～15 日。

功效：滋补肾阴健脾。适于脾肾两虚之脱发者。

④枸杞山药汤

原料：枸杞子、何首乌、女贞子、山药各 3g。

制法与用法：煮汤食用，每晚 1 次。

功效：滋补肝肾，养精生发。适用于肝肾阴虚所致头发干枯脱发者。

⑤蜜三果

原料：大枣肉、龙眼肉各 100g，桑椹 150g。

制法与用法：大枣、龙眼去核取肉，并桑椹放入 0.25kg 蜂蜜中，蜜浸一周后食用。每晚取 1 匙放入小碗热水中饮用。

功效：健脾补气，益血生发。适用于气血两虚所致头发干枯或脱发者。

⑥首乌鸡蛋（《中华临床药膳食疗学》）

原料：何首乌 20g，枸杞子 15g，大枣 6 枚，鸡蛋 2 枚。

制法与用法：前三味药与鸡蛋同煮至熟。去药渣后，食蛋饮汤。每日 1 剂，连服 10～15 日。

功效：滋补肝肾，乌须发。治须发早白。

⑦柏油生发蜜（《中药药膳学》）

原料：柏子仁、全当归各等份。

制法与用法：研粉，每服 6g，蜂蜜水送服，每日 3 次。

功效：此方用于血虚脱发。

⑧菊花绿茶

原料：菊花、绿茶各 28g。

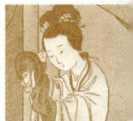

制法与用法：泡茶饮，每日 1 次。

功效：清热凉血。适用于血热风燥脱发者。

（四）预防与调摄

头发一旦受损，很难完全恢复，因此预防很重要。

1. 避免头发受物理因素、化学因素、热损伤、日光照射等损伤。

（1）梳头时避免过度拉扯头发，避免逆向梳理头发。

（2）避免使用失效的或劣质的洗发剂、生发剂和护发剂等洗发护发用品。

（3）正确、适度使用电吹风，尽量避免电烫、染发、拉直，以免损伤头发。

（4）尽量避免日光长时间照射头发，避免使用易引起头皮外伤的用具。

2. 选择合适的护理产品，包括洗发、护发、定型等，避免洗护产品对头发与头皮不适应。

3. 坚持体育锻炼，保持身心健康，改善生活习惯，定时睡眠，尽可能减轻精神压力。

4. 注重饮食调理：油性头发的饮食调理同油性皮肤的一样，宜清淡，多饮白开水，多吃一些新鲜绿色蔬菜，荤菜以低脂蛋白质为宜，如河鱼、鸡肉等；应少食黄油和干酪、奶油、肥肉、含防腐剂肉制品、香蕉、葡萄、鱼子酱、冰激凌、油炸等辛辣刺激性食物。干性头发宜多食富含油脂尤其是植物油的食物；多吃蔬菜和水果，补充必需维生素和矿物质；多吃富含碘的海藻类食物，能增加甲状腺素的分泌，对头发光泽的恢复很有成效。

总之，头发与头皮常见的问题包括头发油腻、头发干燥、头发无光泽、头屑、毛发脱落、发色异常、头皮敏感、头皮毛囊炎等。很多人对头发的保健还只停留在洗护这一层次，殊不知头发的状态与头皮、身体健康情况是息息相关的。头发由蛋白质构成，含有氢、氧、磷、碘等多种物质和钙、铁、锌、铜等微量元素，以及各种维生素。在日常生活中不仅要正

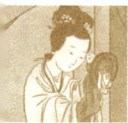

确洗护头发，而且要保持营养充足，多吃含蛋白质的食物，同时注意食物的多样化，营养均衡。只有不偏食，才能保证头发所需的营养物质，头发才能显示出亮泽，充满健康活力。同时也要注意睡眠、运动、精神、劳作与休息等方面的调摄和头皮的健康。

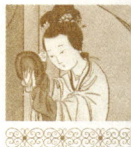

第二节
肥胖的防治

一、概述

（一）肥胖的概念

肥胖一词既是一个症状概念，又是一个疾病概念。作为症状概念，指身体脂肪过多，体重超过标准体重达 20% 以上或体重指数（BMI）超过 $27kg/m^2$ 者。作为疾病概念，指的是原发性肥胖病，也称单纯性肥胖，肥胖病会有一系列症状，除身体肥胂、脂肪堆积、体重超标外，还伴有身重、气短、行动不便、运动困难等一组症状及各种并发症。

肥胖症状不仅是原发性肥胖病的主要症状，而且也是其他某些疾病或药物继发的症状，因此，肥胖分为单纯性肥胖和继发性肥胖两类。

1. 单纯性肥胖

单纯性肥胖占肥胖人群总数的 90%。系无明确病因或由多元因素引起的肥胖。根据发病原因与肥胖部位的不同，又有更详细的分类：

（1）按发病原因分类　分为体质性肥胖和获得性肥胖。

体质性肥胖：又称为脂肪细胞增生肥大型肥胖病、幼年起病型肥胖病。特点为发病与基因有关，发生于婴幼儿与儿童早期，以脂肪细胞数目增多为主，伴脂肪细胞肥大；全身均匀肥胖，对节食和药物反应差，节食易引起酮血症，疗效常不满意。

获得性肥胖：又称为脂肪细胞单纯性肥大型肥胖病、成年起病型肥胖病。特点为发生于 20 岁以后，因营养过剩及基因引起，轻中度肥胖脂肪细胞仅体积增大而无数目增多，重度亦可有数目增多；肥胖多呈向心性，对节食与药物反应好，不易产生酮血症。

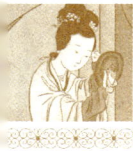

（2）按肥胖部位分类　分为周围性肥胖和中心性肥胖。

周围性肥胖：脂肪在躯体均匀分布，内脏脂肪不多。此型肥胖一般无健康风险，古人称为肥美人、肥贵人。

中心性肥胖：又称腹型肥胖。脂肪集中在腹部、腰部与内脏，体腔、脏器之间与肝、肾、肺、心、卵巢等重要器官内部堆积大量脂肪，影响脏器功能。此型肥胖，古人称为膏人，健康风险大。据报道，腹型肥胖是造成内分泌和代谢性疾病及心脑血管疾病的罪魁祸首。

2. 继发性肥胖

继发性肥胖占肥胖人群总数的 5%。系有基础疾病及明确病因的肥胖，肥胖仅是疾病的症状之一或药物的一种副作用表现。主要有：

（1）下丘脑性肥胖　因下丘脑疾病引起。

（2）内分泌性肥胖　因甲减、糖尿病、高胰岛素性肥胖、皮质醇增多症、垂体肿瘤、多囊卵巢综合征等外周内分泌疾病引起。

（3）遗传性肥胖　由某些遗传性疾病引起，如性幼稚 - 肌张力低减综合征等。

（4）药物性肥胖　因某些药物副作用引起，常见糖皮质激素、治疗精神病药物如奥氮平等。停药后肥胖可逐步消失。

（二）肥胖的危害性

肥胖人群的比例不断增高，给人类健康带来的危害是巨大的。肥胖不仅影响形体美，而且给生活带来不便，更重要的是容易引起多种并发症，加速衰老和死亡。肥胖是疾病的先兆，衰老的信号。

1. 肥胖是健康长寿之大敌

成年人肥胖意味衰老的开始，早胖意味早衰。据报道，超重 10% 的 45 岁男性，其寿命比正常体重者要缩短 4 年。统计表明，肥胖程度与死亡率呈正相关性。肥胖的许多并发症，都会缩短人体的寿命。心血管病与肿瘤是两大高患病率、高死亡率疾病，二者与肥胖有密切关联。

2. 肥胖易发冠心病、高血压病等心脑血管疾病

心包膜沉积大量脂肪，阻碍心脏活动功能，且皮下脂肪沉积使外周阻

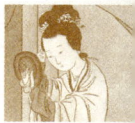

力增加，心脏负担加重，致心肌缺氧，心律失常。高血脂、动脉硬化，最终导致冠心病、脑卒中。据统计，肥胖者并发脑栓塞及心衰的发病率比正常体重者高 1 倍，高血压病发病率比正常体重者高 2 ～ 6 倍。

3. 肥胖易患内分泌及代谢性疾病

伴随肥胖所致的代谢、内分泌异常，常可引起多种疾病。肥胖者体内细胞对胰岛素的敏感性下降，催发胰岛功能衰竭，诱发糖尿病，合并糖尿病者较正常人约增高 4 倍。肥胖者脂质代谢紊乱，高血脂、心血管病发病率增高。肥胖女性因卵巢功能障碍可引起月经不调、不孕，患乳腺癌的概率也较高。

4. 肥胖对肺功能有不良影响

胸壁、腹部、咽喉部、肺部脂肪肥厚，阻碍呼吸功能和气道通畅，引起缺氧、短气、呼吸困难，组织缺氧将影响全身功能。肥胖者脑缺氧，影响睡眠、心脏和智力。肥胖 - 通气不足综合征，是一种特殊类型的肺心病。

5. 肥胖易引起肝胆病变

肥胖者易并发脂肪肝、肝硬化、胆囊炎、肝癌。据报道，患胆石症的女性 50% ～ 80% 是肥胖者。肥胖症合并胆石症者较正常人高 4 ～ 6 倍。

6. 肥胖对泌尿、生殖系统的影响

肥胖者易并发痛风、肾动脉硬化、肾结石，引起肾功能不全。肥胖者多伴内分泌紊乱，性功能障碍，不育，性器官发育不良。

7. 肥胖者患癌率增高

女性肥胖，易患妇科肿瘤。男性肥胖，易患肠癌、前列腺癌等。

8. 肥胖可引起关节病变

体重的增加能使许多关节（如脊椎、肩、肘、髋、足关节）磨损加剧或撕裂而致疼痛。

9. 肥胖可并发疝气

肥胖者可并发多种疝，其中以从胃上部易位至胸腔中的食管裂孔疝最为常见。

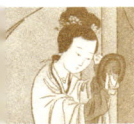

10. 肥胖对心理、日常生活、劳动的影响

肥胖者易发生心理障碍。由于行动不便、迟缓，对日常生活影响极大。因动则缺氧，疲惫，关节压力大，会懒得活动，劳动力下降。

11. 肥胖影响劳动力，易遭受外伤

严重肥胖的人，行动迟缓，也易遭受各种外伤、车祸、骨折及扭伤等。

12. 肥胖增加手术难度

肥胖者增加麻醉时的危险，手术后伤口易裂开，感染坠积性肺炎等并发症的机会均较不胖者为多。

（三）减肥塑形的内涵

1. 减肥塑形的概念

减肥指减轻肥胖者的体重，即减重；塑形指形体美塑，维护良好体形。因此减肥塑形包括减重减肥与塑形减肥。有些人体重虽未达到肥胖标准，但对形体局部脂肪偏厚不满意，如嫌弃腹部、手臂、大腿等局部脂肪堆积、下垂，为了达到更好的身材，依然可以进行局部塑形减肥的护理治疗。

2. 减肥塑形的目的与作用

（1）维护健康　中重度肥胖对健康与心理的不良影响是很突出的，一些人是出于维护健康目的而进行减肥减重的。

（2）维护体形健美　爱美女性大多惧怕体形肥胖损毁身材美，因此这部分人群主要是为了形体健美目的而进行减肥塑形的。

二、病理机制

（一）肥胖的代谢病理机制

肥胖病的代谢病理机制：热量摄入多于消耗，能量代谢处于正平衡，多余的热量使脂肪合成增加成为肥胖的物质基础，体内脂肪（主要是三酰甘油）积聚过多，脂肪细胞增殖与肥大而形成肥胖，但成年肥胖大多仅脂

肪细胞肥大。

（二）肥胖的病因病理机制

1. 内因性病理机制

（1）遗传基因　基因不仅主导儿童体质性肥胖，而且与成人获得性肥胖也有关，肥胖具有明显的家族史。

（2）神经中枢失调　下丘脑中存在着两对与摄食行为有关的神经核，一对为腹对侧核（VMH），又称饱中枢；另一对为腹外侧核（LHA），又称饥中枢。由于习惯性吃零食或暴饮暴食，激发了饱中枢兴奋性，使其神经元活动亢进，导致易饥不易饱、食欲亢进、饭量增大、爱吃零食，引起能量摄入过多而肥胖。

（3）高胰岛素血症　高胰岛素抑制脂肪分解，促进脂肪合成。

（4）褐色脂肪组织异常　褐色脂肪功能异常降低了脂肪燃烧的能力。

（5）内分泌、生物活性酶失调　生长激素减少，促性腺及促甲状腺激素减少，雌激素与肾上腺皮质功能亢进，瘦素（Leptin）和脂联素（Adiponectin）表达不足，均会使脂肪燃烧代谢功能减弱。

2. 外因性病理机制

食物能量摄入多于消耗使脂肪合成增加是肥胖病理的外部条件。

中医认为，肥胖症与先天禀赋及脾、胃、肾、肝的功能密切相关，以脾失健运、生湿生痰为主要病机。

三、诊断

（一）病证诊断

1. 临床表现

形体肥腴，体重超标 20%，或体重指数超过 27，或体脂率超过 30%，且伴有不同程度肢体困重或酸痛、腹部胀满、呼吸不畅、气短心悸、行动不便、思睡少动、疲乏懒言，或食欲亢进、不耐饥饿等症状。肥胖病除自身症状外，还容易发生一系列并发症，包括糖尿病、脂肪肝、动脉粥样硬

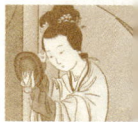

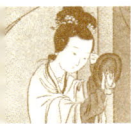

化、高血压、冠心病和感染等。肥胖病的症状表现及其并发症与肥胖程度及肥胖类型具有相关性。超重与轻度肥胖仅有体重增多、身体行动不便，未有其他明显症状；中重度肥胖症状明显增多、加重；内脏型肥胖更容易出现并发症。

肥胖者身体脂肪堆积的部位具有一定的规律与特点，主要有：

（1）体表脂肪堆积特点 ①全身皮下脂肪均有肥厚，多见于年轻人；②胖脸，多见于青壮年；③胖颈（双下巴）与后背、肩肥厚（富贵包、肩胛骨下脂肪），多见于中年人；④胖胸与腋下肥厚，常伴有副乳腺增生，巨乳，男性乳房肥大；⑤胖腹，有上腹胖、下腹胖、全腹胖之不同；⑥胖腰，以侧腰为主；⑦胖臀，以中下臀为主；⑧胖四肢，以上臂、大腿胖居多，部分人胖小腿；⑨在大腿、腹部的皮下脂肪沉积易形成橘皮样结缔组织，若肥厚的脂肪结缔组织不紧实就会下垂。

（2）内脏脂肪堆积特点 容易沉积在肺间质、心包、肝脏内、腹部大网膜、肠壁外、卵巢、前列腺、肾上腺等器官的内部及周围，影响器官生理与功能。腹内脂肪与胃肠道平滑肌松弛也容易下垂。

单纯性肥胖病的诊断除临床表现外，还可应用以下测试与诊断标准。

2. 体重指数（BMI）

成年人体重指数（BMI）计算公式：$BMI（kg/m^2）=$ 体重（kg）÷身高的平方（m^2）

亚洲成年人诊断标准：正常 18.5～23.9；体重偏低＜ 18.5；超重（肥胖前期）24～26.9；Ⅰ级肥胖 27～29.9；Ⅱ级肥胖 30～39.9；Ⅲ级肥胖≥ 40。

3. 标准体重

亚洲成年人标准体重计算公式：标准体重（kg）= 身高（cm）－ 105

肥胖度 =[（实测体重－标准体重）/ 标准体重]×100%

在标准体重 ±10% 内属正常范围，＞ 10% 为超重，＞ 20% 为肥胖，20%～30% 为轻度肥胖，30%～50% 为中度肥胖，50%～100% 为重度肥胖，＞ 100% 为病态肥胖。

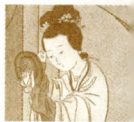

4. 体脂率（F%）

身体脂肪含量占体重百分比即体脂率，是肥胖诊断的硬指标。

体脂肪百分率（F%）测定计算公式：F%=(4.905/D − 4.50)×100(D=体密度)

目前采用电阻抗法测定。利用电阻抗原理制作的体脂测量仪，当电极接触测试者双手或双脚就可测定出阻抗值，自动测算出身体脂肪率（脂肪越多电阻越大）。

诊断标准：男性正常 F 为 15% ～ 18%，F ≥ 25% 为肥胖。女性正常F 为 20% ～ 25%，F ≥ 30% 为肥胖。

5. 腰臀比（W/H）

腰臀比（W/H）= 腰围（cm）/ 臀围（cm）的比值。

W/H 是说明脂肪分布类型及健康风险的诊断指标，主要用于测试是否存在内脏型肥胖（腹型肥胖）。

诊断标准：男性 W/H＞0.95，女性＞0.80 为比值偏高，属于中心型脂肪分布，其并发症倾向与健康风险为"有"，比值越高其健康风险度也越大；男性 W/H ≤ 0.95，女性 ≤ 0.80 为比值正常或偏低，属于周围型脂肪分布，其并发症倾向与健康风险为"无"。

（二）病因诊断

肥胖的发病与先天禀赋、过食肥甘酒酪与油炸食物、懒于活动、情志不遂、地域环境、年龄、性别等因素有关。成人肥胖有明显的家族史及儿童自幼就显出肥胖体型，就有先天禀赋肥胖基因的存在。平素多饮多食或喜食肥甘厚味之品，或经常宵夜，均会造成水谷在体内运化不及，如果再加上运动量少，生活工作的压力，不良的情绪，那肥胖就会不期而遇。女性在妊娠期及更年期时也易发生肥胖，主要是由于饮食、体内激素及代谢水平变化的结果。

（三）中医证型诊断

中医认为肥人多湿多痰，多与素体禀赋及脾、胃、肝、胆、肾功能失

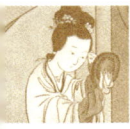

调有关。证型以脾虚痰湿、脾肠实热、气滞血瘀、脾肾阳虚为多见。

1. 脾虚痰湿

多见于中年女性。体胖臃肿，身体沉重，腹部松软，面部胀郁，懒于动作，面色不华，纳少腹胀，大便不调，头昏胀，困倦，白带较多，舌体胖大，脉濡细。

2. 脾肠实热

多见于青壮年，多有肥胖家族史，形体壮实，肌肉结实，活动尚灵活，怕热，出汗较多，面色红润，消谷善饥，口干舌燥喜饮，大便秘结，口臭、有高血压倾向，易于上火，舌红苔黄，脉弦数有力。热夹湿者，则为湿热壅盛证型，除上述证候外，常见大便黏腻，舌胖苔腻，脉濡滑。

3. 气滞血瘀

女性多见，形体肥胖，伴有性情急躁易怒，或食欲亢进（指焦虑、压抑、烦恼时食欲反而亢进），月经不调，大便偏干，舌质紫暗有瘀斑、瘀点，脉弦。肥胖日久，伴有乳腺小叶增生、高血压、高血脂、冠心病、子宫肌瘤、偏头痛等。

4. 脾肾阳虚

多见于中老年肥胖者或反复减肥并多次反弹者（过度节食、过服减肥药、过度运动等恶性减肥的反弹肥胖者）。肌肤松软，虚肿，面色㿠白，畏寒怕冷，神疲喜静，性功能下降，足跟痛，脱发，自汗，小便少或频而量少，舌淡苔薄白，脉沉细。

四、防治管理

肥胖病的防治管理需要从重视预防、积极治疗、管理反弹与复发三方面着手，采取适宜的、有效的、安全的减肥措施才能获得满意效果。

（一）防治原则

1. 预防在先

肥胖重在预防，由于单纯性肥胖与先后天因素都有关系，因此需要从育龄父母肥胖体质加以调理，以及饮食、运动、作息等方面加以调摄预

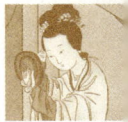

防，一旦出现不正常的肥胖，应该及时调整干预，避免造成肥胖发展与不可逆。

2. 科学干预

肥胖的治疗干预，应秉持早期、及时、方法科学、持之以恒、因人而异原则，避免副作用大的、有害健康的，甚至是危害生命的减肥方法。

（二）防治目标

肥胖防治的总体目标大致有三方面：一是改变和消除引起肥胖的外部因素，主要是饮食、运动、作息等生活方式及情志因素；二是在减轻体重、改善体型的同时，改善肥胖的病理体质与疾病；三是改善肥胖的并发症。

（三）常用减肥塑形方法

减肥塑形的方法可归纳为两大基本疗法，两大辅助疗法和美容手术疗法。

两大基本疗法：饮食控制疗法与运动疗法是目前控制与消除肥胖的基本方法，也是主要方法。

两大辅助疗法：药物疗法与理疗方法。药物方法指中西药及药膳内服治疗与中药外治法。理疗方法包括针灸、穴位埋线、推拿、刮痧、拔罐、熏蒸等方法。

美容手术疗法：手术减肥方法主要有吸脂与切胃疗法。见效快，但风险大，一般不轻易使用。

（四）节食减肥疗法

节食减肥疗法也称饮食控制疗法。由于能量摄入过多是肥胖的外部条件，因此控制饮食、减少总热量摄入使脂肪储存得到减少，是至关重要的。节食对于食欲亢进、摄入过多的肥胖者，是最基本和最主要的方法。但对于食欲不振、食量少、肥胖系病理主导而非摄入过多的肥胖者，节食是不适宜的。

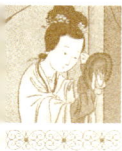

1. 节食减肥的原则

以总热量摄入负平衡为节食减肥总原则。要求减少高脂高糖高热量摄入比例，增加粗纤维摄入以减少脂肪吸收，控制饮酒尤其是啤酒，改变饮食习惯，节制零食与宵夜，避免饭后久坐即卧。倡导循序渐进的、长远规划的、不影响健康的节食减肥方案，对于急功近利、以伤害健康为代价、容易反弹的过度节食方法应予以避免。

2. 节食减肥的方法与注意事项

（1）"小步慢进"法　即慢速节食减肥方案。本方案能量代谢负平衡控制标准：饮食摄入吸收的能量，适度低于生命活动消耗的能量，做到饥饿感能够控制与适应，身体无任何不适，不影响精力体力，不妨碍睡眠、通便，不影响皮肤紧致与气色，不影响月经，人觉得逐渐轻松，以往不适症状有所改善。可选择每天或每周的一至两天处于能量代谢负平衡状态。

①每天节食法：每天能量负平衡目标在负 100 ～ 300kcal（千卡路里）范围。通过晚餐或早餐少吃或不吃，或一日三餐都少吃加以实现能量控制目标，这个依个人工作性质、生活习惯与节律的不同，因人而异，无可厚非。实际上，更重要、更关键的是饮食结构，能够做到适度饱腹又能减肥，并能促进健康的膳食最重要，比如多食蔬菜、低糖水果、坚果、菌类、豆类植物蛋白等"负能量"食物，或多喝汤。

②每周一至两天节食法：选择每周其中的一至两天，当天能量负平衡目标在负 500 ～ 800kcal 范围。这个方法可以称之为"小辟谷"。通常选择在休息日进行，同时配合一些低强度运动促进消耗以减少节食量，这样更健康。对于应酬多食，可通过次日加大节食予以调节。

人体每天需求的能量，因年龄、性别、工作状态、代谢状态的不同而不同。减肥实践中，去精确计算每个人每天的能量消耗值实际上是不可能的，因此有学者提出体重公斤数（kg）乘 30kcal，粗略作为常态下的能量需求值，如 60kg 体重者的日能量需求为 1800kcal。要减肥，摄入的能量就必须低于代谢需求的能量才能燃烧动用脂肪储备。但日常也很难对摄入食物的热卡做到精确计算，一般是依靠饮食量、饱感和体重变化的经验，并通过经常称体重，以周或月体重变化加以验证与调节。

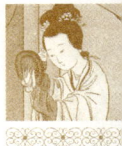

慢速节食减肥方案的好处是不容易产生减肥副作用，而且有利于健康，也不容易发生减肥反弹，尤其适合于轻中度肥胖者以及预防肥胖和防止减肥反弹者应用。但减肥疗程周期较长，通常需要在 1 ～ 3 年内完成目标。

（2）"大步快进"法　即快速节食减肥方案。本方案系集中一至数周内进行高强度节食，每日能量负平衡目标在负 600 ～ 1000kcal，但每天能量摄入不低于 500 ～ 800kcal，以避免身体机能紊乱。通常的做法是每天只进食 1 ～ 2 餐，或应用专业的减肥套餐及代餐食品，多饮水，同时结合低强度运动。这个方法可以称为"大辟谷"。

快速节食减肥方案的优点是能够迅速减重，缩小胃容量，但需要集中时间休息，不宜在日常工作状态下进行，运用不当容易出现副作用，发生饥饿难忍、头晕、乏力、出虚汗、心慌、低血糖与低血压反应、精神不集中、面色不华、皮肤松弛、乳房萎缩或松弛、身体虚弱及月经不调等机能紊乱反应，且容易发生减肥反弹。为避免发生明显的不良反应，陈友义老师在临床上通过中医药膳、中药口服、推拿、艾灸等方法介入来增强脏腑机能、扶持气血，能够避免上述不良反应。

为避免减肥反弹，本疗程结束后需转入"小步慢进"法减肥方案实施 3 个月左右时间，日后还需保持良好的生活方式和饮食习惯。快速节食减肥方法适合于食欲亢进、易饥多食、饭量大的中重度肥胖患者，且必须是身体无基础和器质性疾病、体格较为壮实者。轻度肥胖、饭量不大、代谢机能失调、机能紊乱与有基础疾病的肥胖者，不适合应用本方案。

（五）运动减肥疗法

运动是耗能的主要形式，对于运动量不足的肥胖者，运动也是最基本和最主要的减肥方法之一。

合适减肥的运动方式是每日坚持中低强度的运动，不但有助于体脂的分解，且不易引起饥饿。若运动后体重反增，可能是因营养吸收更好，或吃得更多及运动消耗的卡路里不多，应予以调整，如结合节食减肥，改变膳食结构，改变运动方式等。跑步、跳绳、游泳、走路、跳舞、健美操、

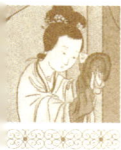

瑜伽、功法锻炼、武术、打球、健身器材训练、劳动等运动锻炼方式均可因人而异选用。每日保持一定的运动量，不仅能够达到促进能量代谢、减肥塑形、保持良好身材的目的，而且有助于气血运行、健身防病，是养生调摄的重要措施。坚持每天运动者，每次运动花费的时间不需要太长，一般半个小时以内就行，若是每周集中运动 1～2 次，则运动时间需要延长很多。减肥运动不宜饭后进行，也不宜过饥时进行，运动后不宜马上进食主食，可喝一些低能量保健饮品。

高强度的运动虽然能够快速消耗脂肪能量达到快速减重目的，但日后容易反弹，也有可能出现身体不良反应。高强度的器械健身容易使女性肌肉增粗。若有需要进行高强度运动减肥，必须要有专业指导与配套方案，避免不良反应与反弹。有心脏病等重要器官疾病者，禁止进行高强度运动减肥。

（六）药物减肥疗法

1. 减肥药物药理作用机制与分类

减肥和预防肥胖的药物，按药理作用机制，主要有以下几类：

（1）食欲抑制剂　作用于中枢神经的、抑制食欲的化学药物，如苯丙胺、芬弗拉明等，以往被公开或暗地里添加到减肥药中，结果对心脑肝肾有严重损害，甚至发生肝肾中毒死亡案例，因此现在均被禁用。

（2）减少脂肪吸收的药物　如纤维素、奥利司他，这是目前允许的常用的减肥药物，副作用极低。

（3）促进能量代谢和产热的药物　如咖啡因、肉碱，允许添加到减肥产品中。

（4）减肥中药　如减肥茶、中药处方内服与中药外用。中药减肥作用的机制是多途径的，包括促进代谢，通便排泄，调节内分泌，调节脏腑功能和治疗肥胖相关疾病。

2. 内服中药减肥的常用治法与方剂

中药减肥依照中医辨证论治原则，结合减肥的治法和用药特点予以处方。

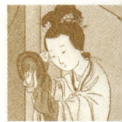

（1）泻胃火法　针对胃火旺盛、脾胃俱盛，表现为消谷善饥，食量大者，选用清胃散、白虎汤加减，可抑制食欲与饥饿感。

（2）清热利湿法　针对体质湿热，表现为大便黏腻不畅，小便不利，身体困重等证候者，选用芩连平胃散、茵陈蒿汤加减，可助调理湿热体质、减肥轻身。

（3）祛痰化湿法　针对痰湿壅盛，表现为头重如裹，神疲乏力，胸满痞塞，便溏，纳呆者，应予温化痰湿。选用二陈汤、二术四苓汤、香砂六君丸等加减。

（4）利水法　针对水湿停留，表现为面浮跗肿，或尿少浮肿，腹胀便溏者，当予利水消肿。选用五皮饮、导水茯苓汤等加减。

（5）疏利法　针对肝失疏泄、肝胆不利，表现为口苦心烦，胸胁胀闷，月经不调，经闭，经前乳胀者，法当疏肝利胆。选用柴胡疏肝散、消胀散等加减。

（6）消导法　针对暴食积食、胃胀气滞，或纳呆食少、食谷不运，苔腻腐者，法当消食导滞，选用保和丸加减。

（7）通腑法　针对肠腑不通、腑气失降，表现为多食滞气，便秘腹胀严重者，法当通腑利导，选用防风通圣散、调味承气汤加减。

（8）理气化瘀法　针对气滞血瘀，表现为胸痛胁胀，腹胀满，月经不调，痛经，大便不畅，舌质紫暗，脉弦者，选用木香顺气丸、血府逐瘀汤加减。

（9）健脾法　针对脾胃气虚、脾失健运，表现为神倦疲乏，少气懒言，动则气短或汗出，身困肢肿，便溏纳呆者，法当健脾助运，益气补脾，选用补中益气汤和五苓散加减。

（10）温阳法　针对脾肾阳虚，阳微湿胜，表现为病程较长，年龄偏大，形寒肢冷，腰酸膝软、肢重嗜睡者，法当温阳利水，补益脾肾，选用济生肾气丸、苓桂术甘汤加减。

上述治法是针对肥胖病常见的证候采用的治法。辨证论治是基本原则，但中医防治肥胖的治法思路可以更加开阔，根据肥胖病发病与病因病机的特点，其治法应围绕以下两方面：①调整气机：平抑胃气，通降腑

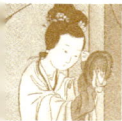

气，疏畅气机，疏通经络，宣发阳气，通调三焦，调整肺、脾胃、肝、肾功能；②对证处理：祛湿，利水，益气，助阳温里祛寒，清热泻火等。

3. 中药外治减肥

应用中药处方的外用搽剂、膜剂、贴敷剂等减肥制剂，在肥胖局部及穴位上外用，或与艾灸、刮痧结合，通过药物经皮吸收发挥局部通络祛瘀、刺激脂肪燃烧、促进组织代谢等作用。同时还能刺激经络腧穴，发挥经络—腧穴—脏腑的关联调整效应，对肥胖产生内调作用。

（七）食疗药膳减肥疗法

许多中药与药食同源食材是负能量食材，具有防治肥胖的功效，可以制作成减肥茶饮，也可配制成减肥药膳，原则上按照中医食疗理论指导进行肥胖的辨证施膳。现将《美容营养学》列举的减肥药膳处方引用如下：

1. 脾虚湿阻证型

临床表现：肥胖，头身困重，四肢乏力，脘闷纳少，大便溏薄，舌淡苔薄腻，脉缓或濡细。

施膳法则：健脾利湿。

食膳例方：

（1）鲤鱼薏苡仁汤

原料：鲤鱼1条，薏苡仁、赤小豆各50g，陈皮、花椒、草果各5g，调料少许。

制法与用法：将鲤鱼去鳞、鳃及内脏，洗净。把薏苡仁、赤小豆、陈皮、花椒、草果塞入鱼腹中，共煮汤，加入调料调味即成。佐餐食用。

功效：行气健胃，醒脾化湿，利水消肿，减肥轻身。

（2）山药粥

原料：山药、鲜荷叶各30g，大米60g，调料少许。

制法与用法：将荷叶洗净，加适量水煎取汁。用该汁与山药、大米共煮成粥，用调料调味即可。佐餐食用。

功效：健脾利胃，淡渗利湿，轻身。

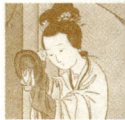

（3）山楂饼

原料：山楂肉、茯苓各200g，面粉100g。

制法与用法：将茯苓研成末，与山楂肉、面粉和水混合后做成饼，烙熟即成。随意食用。

功效：养心健脾，除湿轻身。

（4）香菇蕨菜炒盘

原料：蕨菜200g，香菇100g，胡萝卜20g，青椒1个，食油、调料各适量。

制法与用法：将蕨菜、香菇、胡萝卜、青椒分别洗净，蕨菜切成段，胡萝卜、青椒切成片。把上述诸物放入热油锅中，炒熟后加入调料调味即可。佐餐食用。

功效：健脾化痰，降脂减肥。

（5）茯苓去湿茶

原料：茯苓、泽泻各15g，桑白皮9g，生姜6g，陈皮3g。

制法与用法：先将上述诸物用4碗冷水浸透，再用小火煎成大半碗。早、晚温服。

功效：利水消肿。适合肥胖脾虚水肿者服用。

2. 胃热湿阻证型

临床表现：形体肥胖，嘈杂易饥，口臭，便秘，舌红苔黄腻，脉滑数。

施膳法则：清热化湿，消导通腑。

食膳例方：

（1）绿豆粥

原料：绿豆、大米各50g。

制法与用法：将绿豆、大米分别洗净后，共入锅中，加适量水煮成粥。佐餐服食。

功效：清暑解毒，利水消肿。

（2）桃花减肥茶

原料：桃花2g。

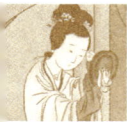

制法与用法：将桃花放入杯中，用沸水冲泡。代茶频饮。

功效：消食顺气，化痰浊，行水湿，细腰身。

（3）麦冬炒黄瓜

原料：麦冬20g，黄瓜250g，食油适量，葱、姜等调料各少许。

制法与用法：先将麦冬用清水浸泡一夜，取出内梗，洗净。黄瓜洗净，切成薄片。锅置火上，注入油，油热后下入葱、姜爆香，加大麦冬、黄瓜翻炒，炒熟后用调料调味即成。佐餐食用。

功效：清热化湿，滋阴减肥。

（4）青鸭羹

原料：青头鸭1只，苹果1个，赤小豆250g，调料少许。

制法与用法：将青头鸭宰杀后，去毛及内脏等，洗净。将赤小豆与苹果一起装入鸭腹内，加适量水，用小火炖至鸭肉熟烂，加入调料调味即成。空腹喝汤吃肉。

功效：清热化湿，健脾开胃，利尿消肿，常食减肥。

（5）蕺菜拌莴笋

原料：鲜蕺菜、莴笋各适量，调料少许。

制法与用法：将蕺菜洗净。莴笋去皮，洗净，切成细丝。把蕺菜、莴笋共放入盘中，加入调料拌匀即成。佐餐食用。

功效：清热利尿，瘦身防胖。

（6）双菇炒苦瓜

原料：苦瓜150g，香菇、金针菇各100g，食油适量，调料少许。

制法与用法：将苦瓜洗净，切成细丝，用盐腌渍15分钟，再用清水洗净，挤去水分，与香菇、金针菇按常法炒熟，加入调料调味即可。佐餐食用。

功效：降脂减肥，清热利湿。

（7）盐渍三皮

原料：西瓜皮、黄瓜皮、冬瓜皮等量，精盐少许。

制法与用法：将西瓜皮、冬瓜皮刮去外皮，与黄瓜皮一起，用开水略焯，待冷却后切成条状，加适量精盐腌渍3分钟即可。佐餐食用。

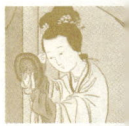

功效：清热化湿，利尿减肥。

3. 肝脾肾虚证型

临床表现：形体肥胖、头昏目眩、腰膝酸软，或五心烦热、口干盗汗，或神倦懒言、便溏、夜尿清长，苔薄或舌红，脉细或沉细。

施膳法则：补肝益肾，健脾消脂。

食膳例方：

（1）枸杞炒西芹兰花

原料：枸杞子20g，西芹250g，西兰花100g，食油、调料各适量。

制法与用法：将枸杞子、西芹、西兰花分别洗净，西芹切成段，西兰花切成小块。把诸物入热油锅中，按常法炒熟，加入调料即可。佐餐食用。

功效：补肾明目，降压，降脂，降糖，减肥美容。

（2）核桃仁麻香芹菜

原料：核桃仁50g，芹菜300g，熟芝麻及调料各适量。

制法与用法：将芹菜洗净，切成段，放入沸水中焯2分钟，沥干。将核桃仁用开水泡软后去皮，再用开水泡5分钟，取出。将芹菜、核桃仁放入盘中，加入熟芝麻、调料，拌匀即可。佐餐食用。

功效：补肝益肾，降压消脂。

（3）消脂瘦身汤

原料：何首乌20g，荷叶8g，焦山楂、黄芪、决明子各15g，生姜2片，甘草3g。

制法与用法：将上述诸物共入锅中，加适量水煎取汁。代茶随意饮用。

功效：益气消脂，通腑除积，轻身健步。

（4）首乌乌龙茶

原料：乌龙茶3g，何首乌30g，槐角、冬瓜皮各18g，山楂肉15g。

制法与用法：将何首乌、槐角、冬瓜皮、山楂肉分别洗净，共入锅中煎取汁，用该汁冲泡乌龙茶。代茶频饮。

功效：滋补肝肾，消食利湿，健脾降脂。

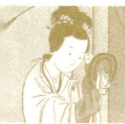

4. 气滞血瘀证型

临床表现：形体肥胖，胸闷胁胀，烦恚不安，口干舌燥，夜寐不宁，月经不调甚或闭经，舌暗有瘀斑，脉弦或细弦。

施膳法则：理气散结，活血化瘀。

食膳例方：

（1）大蒜萝卜汁

原料：大蒜 60g，萝卜 120g。

制法与用法：将上述两物分别绞取汁，再将两汁混合均匀即成。早、晚分食。

功效：活血化瘀，消食下气，降低血脂。

（2）绞股蓝茶

原料：绞股蓝 20g，绿茶 3g。

制法与用法：将绞股蓝、绿茶共入杯中，用沸水冲泡。代茶频饮。

功效：活血化瘀，清热降脂。

（3）山楂薏苡仁饮

原料：山楂 60g，薏苡仁 90g，陈皮 6g。

制法与用法：将上述诸物共入锅中，加适量水，用小火煮熟即可。随意饮用。

功效：利水，消积滞，化瘀，瘦身。

（4）荠菜茶

原料：荠菜、山楂、玉米须、茶树根各 10g。

制法与用法：将上述诸物分别碾成粗末，煎取汁。饭后饮用。

功效：消积，利尿，降脂。

（5）番茄羹

原料：番茄 250g，山楂 30g，陈皮 10g，湿淀粉适量。

制法与用法：将山楂、陈皮分别洗净，切碎备用。将番茄入温水中浸泡片刻，洗净，剁成番茄糊待用。清水中加入山楂、陈皮，用中火煮 20 分钟取汁，加入番茄糊，搅拌均匀，以湿淀粉勾兑成羹即成。佐餐食用。

功效：活血化瘀，降压减肥。

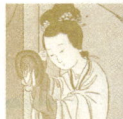

5. 其他减肥餐饮及膳食方法介绍

以五谷杂粮食品、药膳粥、药茶、高纤维果蔬为主的天然膳食餐饮减肥疗法，具有一定的效果，颇受欢迎。

（1）五谷杂粮减肥代餐　本法以五谷杂粮配以药食两用食品，制作成散剂或酥饼、压缩饼干代餐食用。具有营养素均衡、低能量、食用便捷、减肥过程中不易出现营养失调，并具有其他营养保健作用等特点。

①健脾益肾散（《首批国家级名老中医效验秘方精选》）：本品由中国中医科学院西苑医院脾胃病研究所葛文津等人研究而成。健脾益肾散从中医"补脾肾不足，祛痰湿有余"着手，立法轻身耐饥、健脾和胃、滋阴补肾、祛肥降脂、防衰益寿，选用五谷杂粮与药食两用天然食品配伍研制而成。

组成：山药、茯苓、大豆、黑米、荞麦、山楂、黑芝麻，制成散剂。

功效：减肥，降脂，轻身。

用法用量：快速减肥法，一日三餐仅食本品，每餐50g，用开水调成粥糊状，细嚼慢咽服下，每日加食500～1000g蔬菜和水果，10天为1个疗程。缓慢减肥法，在快速减肥法的基础上，每日再增加鸡蛋1个，牛奶250mL，瘦肉、鱼、豆制品不超过100g。

②ZB88减肥乐（《中医杂志》1991年第4期）：本品为原中国中医科学院西苑医院副院长翁维良等研制的由天然植物组成的减肥食品，它改变了过去饮食疗法中，由于减少摄入量而产生强烈的饥饿感，患者难以接受的缺点。本品通过取代主食的方法，能基本上消除了饥饿感，从而达到减少热量摄入、减肥祛脂的目的。

组成：荞麦、大豆、薏苡仁、山药等八味天然植物研粉烘烤而成。

功效：减肥降脂。

用法用量：以本品代三餐，餐间加食蔬菜500g，水果250～500g，3周为1个疗程。

（2）食粥减肥法　应用大米、小米、玉米等稻谷与蔬菜、药食两用食品配伍煮成粥，每日作餐食用1～3次，代替其他食物，可减少热能摄入，增加饱腹感，促进脂肪代谢，达到减肥目的。

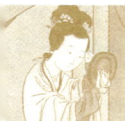

①冬瓜粥

原料：新鲜带皮冬瓜 100g（或干冬瓜仁 10g，或鲜冬瓜仁 30g），粳米 100g。

制法与用法：将冬瓜切小块与粳米同煮，或用冬瓜仁煎水去渣，将粳米入煮成粥，供食用。每日分早晚 2 次食用，粥内可适量加入调味品。

功效：化浊利湿，清热止渴。

②荷叶粥

原料：新鲜荷叶 1 张（或干荷叶 20g），粳米 100g。

制法与用法：将新鲜（或干）荷叶切成细丝，加水煎汁 200mL，去渣加粳米同煮成粥，供食用。每日分早晚 2 次食用，粥内可适量加入调味品。

功效：扬清化浊，利湿解暑。

③萝卜粥

原料：新鲜带皮萝卜 500g（洗净），粳米 100g。

制法与用法：将萝卜切小块与粳米同煮，成粥食用。每日分早晚 2 次食用，粥内可适量加入调味品。

功效：化湿通便，清热止渴。

④莱菔子粥

原料：莱菔子炒熟 50g，粳米 100g。

制法与用法：将莱菔子与粳米同煮成粥，供食用。每日分早晚 2 次食用，粥内可适量加入调味品。

功效：下气化痰，利湿通便。

（3）药茶减肥法 药茶减肥法是以茶叶配合减肥降脂、药食两用中药，或单以药食两用食品泡饮的一种饮茶疗法。《神农本草经》中记载："茶味苦，饮之使人益思，少卧，轻身明目。"历代医家认为，茶具有清热解毒、清心明目、止渴利尿、提神醒脑、消食助运等功效。绿茶，性寒，清热利尿的功效最佳；红茶，性偏温，醒脑提神的功效最佳；花茶，性平和，芳香解郁的功效最好；乌龙茶及普洱茶，性温和，消脂减肥的功效最好。

①芹菜茶

组成及用法：芹菜水煎取汁，红茶适量泡入，每日 1 剂代茶饮用。

功效：清热降脂。主治单纯性肥胖、早期高血压、高脂血症、血管硬化、神经衰弱症等。

②山楂荷叶茶

组成及用法：山楂、荷叶水煎，冲乌龙茶适量，频频饮用。

功效：消脂减肥，行气消滞。主治早期单纯性肥胖，高脂血症。

③乌龙童颜茶

组成及用法：制首乌 30g，大生地 30g，水煎，冲乌龙茶适量饮用。

功效：清热滋阴，消脂减肥。主治肥胖病证属肝肾阴虚内热者。

④天雁减肥茶

组成及用法：车前草、荷叶各适量，开水泡饮。

功效：清热利尿，减肥消脂。主治早期肥胖病证见湿热内蕴者。

⑤体可轻茶

组成及用法：生首乌、山楂、石决明、夏枯草、锦鸡儿、莱菔子、茶叶各适量，冲服。

功效：降脂消积，减肥益血。主治轻度肥胖。

⑥华龙减肥茶

组成：山楂、决明子、紫苏、绞股蓝。

功效：降脂，减肥，利尿，通便。主治单纯性肥胖，高脂血症，高血压，便秘等。

⑦乌龙减肥茶

组成及用法：乌龙茶、荷叶、玫瑰花、泽泻、决明子等，分装成每袋 4g。每次 1～2 袋，每日 2 次，1 个月为 1 个疗程。

功效：升清降浊，降脂减肥，醒脾祛湿，润肠通便。

（4）果蔬餐减肥法　果蔬减肥法是借助蔬菜和水果富含的高纤维，替代或半替代三餐的一种减肥辅助疗法。食物纤维是以多糖类为主体的高分子成分结构，不能被人体消化酶消化，能预防和治疗多种疾病，如肥胖、糖尿病、高血压、便秘、肠道疾病及肿瘤等。高纤维食品能延长食物在胃

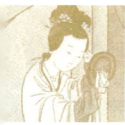

内的停留时间，增加饱腹感，增强人体的抗糖作用，节约胰岛素的分泌；能抑制糖分、脂肪和胆固醇的扩散，阻止人体吸收胆固醇；能吸附胆汁酸等有机物，并将其排出体外，消除肠道内沉积的废物，提高酶活性。

①蔬菜减肥法：蔬菜减肥法是指通过大量食用蔬菜，以解除或减轻腹饥感，减少主食以及脂肪、糖类等的摄入量，从而达到减肥的目的。

蔬菜品种虽然繁多，但都具有低热量、高维生素、高纤维素的特点，且富含钙、磷、钾、镁等无机盐和铁、铜、钼、锌、氟等微量元素。这些都是治疗和预防肥胖的要素。

应用蔬菜减肥法必须以辨证施膳为原则来选用蔬菜：脾肾虚寒者，选择温补脾胃的蔬菜品种，如辣椒、大蒜、韭菜等；胃热湿阻者，选择清热利湿的蔬菜品种，如冬瓜、黄瓜、生菜、豆芽等；肝肾阴虚者，选择滋阴养血的蔬菜品种，如番茄、木耳、竹笋等；血瘀痰湿者，选择活血化痰的蔬菜品种，如萝卜、葱白等。此外，在进行蔬菜减肥疗法时，必须补足丰富的优质蛋白质和微量元素，如食用大豆；且须多种蔬菜并用，以维持各营养素的平衡。

用法：选用日常生活中的某种蔬菜，以其填充饥饿，达到饱腹感，并配以少量米饭，作为三餐。如此服用，维持一段时间，直至达到减肥的目的。

②水果减肥法：水果减肥法是指通过食用大量水果，解除或减轻腹饥感，减少或禁食主食，从而达到减少热量摄入，使机体处于负热平衡，减轻体重的目的。

由于水果主要含有果胶、高纤维质、糖类、少量脂肪、蛋白质等物质，基本上能满足人体在较低劳动强度时的一般生理需要，对于较快速地减肥有一定的疗效。当然，长期食用水果是难以满足机体生理需要的，因此，水果减肥疗法必须有一定的时间性，间断服用。

应用水果减肥疗法也必须遵守辨证施膳的原则来选择水果，才能收到一定的疗效：脾肾虚寒者，应以温补脾肾的水果品种为主，如菠萝、芒果、大枣、荔枝等；胃热湿阻者，应以清热利湿的水果品种为主，如苹果、枇杷、火龙果等；肝肾阴虚者，应以滋阴养血的水果品种为主，如葡

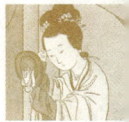

萄、罗汉果、柿子等。血瘀痰湿者，应以活血化痰的水果品种为主，如山楂、柚子、桃子等。此外，在进行水果减肥疗法时，必须补足丰富的优质蛋白质和微量元素，如食用鱼、大豆等。

（八）理疗类减肥疗法

理疗减肥基本无副作用，局部塑身效果尤为突出，是对节食与运动减肥依从性差的肥胖者受欢迎的减肥方法。

理疗减肥作用机理：对神经、内分泌系统起调整作用，对脂肪代谢酶产生影响，促进局部与全身脂肪代谢，抑制食欲，调整消化吸收功能等。

理疗减肥塑形的适用范围：①单纯性肥胖，适宜 10 ～ 65 岁的儿童与成人，食欲亢进或纳呆、不爱运动及神经、内分泌、代谢失调的肥胖患者，包括全身或局部肥胖，以减重或塑形为目的。②继发性肥胖，不干扰原发病治疗的前提下，可适当进行理疗减肥。

1. 减肥理疗方法的分类

（1）针灸推拿类疗法：毫针、埋线、耳压、电针、耳针、水针、艾灸、推拿、点穴、推油、刮痧、拔罐等。

（2）中药外治疗法：穴贴、敷膜、药浴、足浴、熏蒸、导入。

（3）物理仪器类疗法：高频震动（震脂机），强声波复合射频（爆脂机），脉冲电流（电子减肥仪），红外热能（红外舱、太空舱、发热带、光波房等）。

2. 毫针针刺减肥塑形

【选穴】

局部取穴：脂肪隆起部位及顺经穴位排针密刺或局部穴位（阿是穴）。

特定取穴：曲池、支沟、阴陵泉、丰隆、太冲、百会等。

辨证取穴：胃肠积热加合谷、上巨虚、梁丘、内庭。脾虚湿盛加三阴交、太白。肺脾气虚加太渊、足三里、肺俞、脾俞。肝肾亏虚加肾俞、肝俞、太溪。气滞血瘀、肝失疏泄加血海、内关、期门、肝俞。

【方案】①阿是穴＋特定穴＋辨证穴；②特定穴＋辨证穴；③阳虚寒

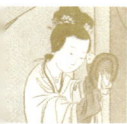

湿盛者，部分穴位用温针灸或结合隔姜灸、隔药灸。

【针法要点】脂肪局部阿是穴用毫针斜刺排刺或透刺，运针后留针 30 分钟。特定穴与辨证穴实证用泻法，虚证用补法，可加灸，或加电针。

【疗程】开始 5 次，每日或隔日 1 次，后续 3 日 1 次，15 次为 1 疗程。通常需 1 ～ 3 个疗程。巩固期，每周 1 次，保持 3 个月。月经提前、经量过多、经间期出血者，经期与经后 3 天不予针刺。

【疗效概况】减体围明显，体重与脂肪率个体差异大。1 疗程体围减小 4 ～ 10mm，体重减 1 ～ 5kg，体脂率降 1% ～ 3% 不等。有启动期或平台期，数到十次不等。

3. 穴位埋线减肥塑形

【针具选用】选用一次性埋线针，线材采用可吸收蛋白羊肠线或高分子化合物。

【选穴】取脂肪肥厚部位阿是穴，结合调节脏腑功能的辨证取穴。每次因人而异选取 10 ～ 60 穴。

【操作方法】施术部位双重消毒，无菌操作。将埋线针的针芯往外拔约 2cm，把配好的蛋白线从针管口置入，在肌肉丰厚处穴位垂直刺入皮肤，得气后，将针芯向内弹按，将蛋白线置于皮下组织与肌肉之间，拔出针管，迅速用医用干棉球按压针孔，不出血后用消毒胶布或创可贴保护针孔。

【术后反应】由于局部针具刺激损伤及蛋白线刺激，在 1 ～ 5 天内，埋线处可能会出现红、肿、热、痛等无菌性炎症反应，属于正常反应。施术后穴位局部温度可能会升高，可持续 3 ～ 7 天。少数患者在埋线后 4 ～ 24 小时会出现全身体温上升，一般在 38℃ 左右，局部无感染现象，一般持续 2 ～ 4 天体温会恢复正常，临床上应注意观察。

【注意事项】

（1）严格无菌操作，防止感染。

（2）注意把握进针的深度与方向，谨防伤及内脏、大血管和神经干等部位，要求蛋白线的断端无外露。严格把控慎用与禁用的穴位与部位。

（3）在同个穴位上做多次埋线时，应偏离前次埋线部位。

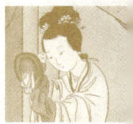

（4）局部皮肤有感染或溃疡时不宜使用本法，严重心脏病患者、孕妇等均不宜使用本法。

（5）嘱咐患者术后3小时内不要碰水，一般间隔2周治疗一次。

（6）埋线数天后若有明显结节等应及时按揉、热敷以促进结节消退。

（7）如果埋线部位有化脓感染，要及时消毒排脓消炎。

（8）若不慎刺穿胸腹腔造成气胸、体内出血，以及发生晕针反应等意外事故，应予以及时处理与就诊。

（9）经期及经后1周内、心脏病、严重糖尿病等身体状态不适宜埋线的，应予以禁忌。

【埋线疗程】埋线减肥以3～6次为一个疗程，根据需要可进行多个疗程。疗程间隔15～30天。

4. 耳穴压籽减肥

【器材】应用王不留行籽耳贴或磁珠耳贴。

【选穴】耳穴内分泌、交感、胃、肠、饥点等穴。

【应用方法】单边耳穴贴籽，3天后更换另一边耳朵，两边耳朵交替使用。于餐前、饥饿时用力按压贴籽或贴珠，每穴数秒。有助忍耐饥饿，减少饭量，调节神经内分泌。

5. 按摩推油减肥方法

通常使用减肥膏、减肥精油作为介质进行推油，有利于推擦动作的发挥，同时发挥介质活性功能。若进行干推，主要应用点揉、挤捏、拍打、掌摩等手法。减肥按摩，能够发挥促进新陈代谢、局部燃脂与调整经络脏腑功能作用。每周可进行1～2次。现将减肥推拿推油技法介绍如下：

【腹腰部】（瘦腹纤腰）

（1）掌推：双掌交错来回挤推、压推腹部脂肪及肌肉，双侧腰间脂肪以指腹抹起。分上中下三段，持续10～15分钟，至精华膏完全吸收，皮肤发热发红。

（2）推经络：由下往上推腹部任脉、胃经、脾经、肝经经络线，先以拇指推，后以掌根推，双手交替，各重复数遍。（将脂肪移推于胸部，称排山倒海。）

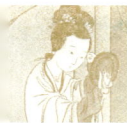

（3）点揉穴位：拇指先点后揉主穴穴位，上脘、承满、中脘、梁门、水分、神阙、天枢、大横、带脉、气海、腹结、大巨、水道、中极。

（4）点压经络线：以双手拇指循腹部五条经络路线由下至上交替点穴，力达深度至酸胀感（以不痛或微痛为度），每点持续 2 秒，每条经络重复 3 遍。

（5）挤捏皮下脂肪：左右横向挤捏数分钟，以微痛为度。

（6）揉肠：以四指并拢绕圈深揉，力达肠道、腹内脂肪网膜，最后以大鱼际肌处揉肚脐 1 分钟。

（7）捏拿腹肌：抓起皮下脂肪，震颤、弹滑速放。重复约 3 分钟。

（8）弹拍：掌震及轻摩舒缓放松至结束。

【臀部】（瘦臀、提臀、美胯）

（1）深推排脂升提：以掌根从臀下往上推至腰部，着力须渗透。重复约 15 分钟。脂肪厚处多推。

（2）深层点揉穴位：循经依次点揉各穴。

督脉：腰阳关、腰俞。

足太阳膀胱经：八髎、会阳、小肠俞、膀胱俞、中膂俞、白环俞、胞肓俞、秩边、承扶。

足少阳胆经：环跳。

（3）揉捏臀部皮下脂肪：先左右横向，后竖向由下至上，约 10 分钟。脂肪厚处加强。

（4）重复（1）动作约 5 分钟。

（5）轻摩舒缓至结束。

【腿部】（纤腿美肢）

（1）深推排脂：由下往上用掌根推。

（2）深层点揉穴位：循经依次点揉各穴。

足阳明胃经：丰隆、下巨虚、上巨虚、足三里、伏兔、阴市、髀关。

足少阳胆经：阳陵泉、风市。

足太阳膀胱经：飞扬、承山、承筋、委中、殷门、承扶。

足太阴脾经：三阴交、中都、阴陵泉、箕门。

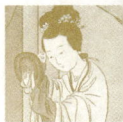

（3）挤捏皮下脂肪：由下往上横向挤捏。

（4）重复（1）动作约5分钟。

（5）捏拿、挟搓、轻摩舒缓至结束。

【臂部】（纤臂美肢）

（1）深推排脂：由下往上用掌根推。

（2）深层点揉穴位：循经依次点揉各穴。

手阳明大肠经：合谷、手三里、曲池、手五里、臂臑。

手少阳三焦经：外关、支沟、四渎、消泺、臑会、肩髎。

手厥阴心包经：内关、郄门、曲泽、天泉。

手太阴肺经：孔最、尺泽、侠白、天府。

（3）挤捏皮下脂肪：由下往上横向挤捏。

（4）重复（1）动作约5分钟。

（5）捏拿、挟搓、轻摩舒缓至结束。

【肩背部】（纤肩柔肩疗驼）

（1）深推排脂：用指和掌由下向上。

（2）深层点揉穴位：

督脉：命门、中枢、灵台、身柱、大椎。

足太阳膀胱经：肾俞、脾俞、肝俞、心俞、肺俞、膈关、膏肓、肩外俞。

其他经：天井、天髎、曲垣、秉风、天宗。

（3）挤捏皮下脂肪：横向、纵向。

（4）重复（1）动作约5分钟。

（5）轻摩放松、结束。

6. 刮痧、拔罐减肥方法

在肥胖局部或效应经络路线上进行刮痧、拔罐，能疏通气血，促进代谢，调整脏腑，一般可每周进行1次。

7. 熏蒸、药浴、红外线、加热类减肥设备应用

（1）常用设备　中药熏蒸床/舱/罩，药浴桶，红外理疗舱，热敷带，酵素减肥机，托玛琳宝石、火山石桑拿干/湿蒸房等。

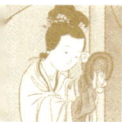

（2）作用原理与特点

①这些设备均产生全身或局部加热，通过被动体温升高，促进身体能耗与新陈代谢。

②中药药浴或熏蒸经皮吸收，发挥行气活血、宣发祛湿、助阳祛寒等功效，能辅助减肥、改善肥胖病理。

③远红外线辐射高热量，人体吸收大量远红外后的热效应一方面使皮肤温度升高，刺激了皮内热感应器，使血管平滑肌松弛，血管扩张血流加快；另一方面引起血管活性物质的释放，使小动脉、毛细动脉及毛细静脉扩张，促使血流加快，从而带动人体大循环的加快，加强新陈代谢。

④托玛琳宝石、火山石除产生热能外还释放电磁场能量，能促进细胞生物电运动及固态脂肪软化，均有促进能耗、辅助减肥作用。远红外线类：顾客进行远红外线仪器治疗时，操作者要随时观察其生理情况，以防出现过热、不适等情况。

（3）临床应用及注意事项

①可应用于全身减肥减重或局部塑身及其他适应证理疗。

②发烧、敏感性皮肤、痤疮、心脏病、孕妇及晕蒸、晕汤者禁用。

③防止过热烫伤。

④减肥需每天或每周 3 次，坚持数周方可见效。因此，更适合在医生指导下居家护理。

8. 减肥仪器应用

（1）震脂机应用

①作用原理与特点：院用大型与家用小型震脂机设备的原理是一样的，都是通过高速振动，起到深层按摩，刺激肌肉运动，促进血液循环和脂肪分解作用。脂肪层在快速的振动及推压下，局部发热有利于沉积的脂肪组织软化并释放分解，同时肌肉的高频率收缩运动增加耗能，从而达到减肥塑形效果。对腹部按摩振动，可加快胃肠蠕动、促进排泄、消耗脂肪。

②临床应用及注意事项

a. 震脂机设备适合于局部减肥塑形应用，腹部、四肢、腰部、背部均

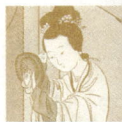

适合。

b. 孕妇、心脏病、安装心脏起搏器、骨质疏松的老年人患者等禁用。

c. 振动时局部会发痒难受，操作时间及强度以个人适应为度，如有难忍的不适应立即停止操作。

d. 通常需每天或隔天操作 1 次，坚持数周方可见效。效果比较普通与缓慢，配合刮痧、拔罐、针灸可协同增效。

（2）爆脂机应用

①作用原理与特点：爆脂机通常包含强射频与强声波两种物理能量。高强度射频瞬间使脂肪层温度上升至 60℃，脂肪细胞软化膨胀；在此基础上，超高频聚焦强声波使脂肪层剧烈运动、脂肪细胞相互剧烈撞击而爆破，脂肪酸溢出，通过淋巴、肝肠循环及汗腺将体内的多余脂肪排出体外，以达到溶解脂肪的功效。

②临床应用及注意事项

a. 爆脂机主要应用于局部减肥塑形，配合运动、节食等其他疗法可辅助应用于全身减重减肥。

b. 月经期不宜应用，孕妇、心脏病患者等禁用。

c. 爆脂机刺激强度较大，通常每周应用 1 次，8 次为 1 疗程。可配合刮痧、拔罐、针灸、运动、节食疗法，效果更佳。

（3）脉冲直流电美体仪应用

①作用原理与特点

a. 以电脑编程输出不同参数的电脉冲程序，刺激人体局部组织，产生电体操运动，同时不同参数减少电刺激适应性而增强效应，使组织的新陈代谢增强，能量消耗增加。

b. 通过穴位电刺激达到调和气血、疏通经络、调节内分泌，促进皮下多余脂肪化解的作用，能够有效地抑制多余脂肪的生产，从而达到美体塑形目的。

②临床应用与注意事项

a. 适合局部减肥塑身紧实及辅助全身减肥减重；适宜的参数也可用于健胸理疗。

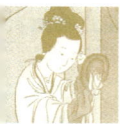

　　b. 靠近心脏部位操作的时候一根线上的两个极片要放到身体的同一侧。

　　c. 电流刺激量应从微小开始，逐渐加大到个人适应为宜。

　　d. 治疗期可每周进行理疗 3 次，巩固期每周 1 次。

　　（4）射频仪器应用　射频溶脂是利用电磁波，使细胞中的水分子产生强烈的共振旋转，摩擦产生热，射频产生的热能导致脂肪细胞消耗自身能量，脂肪细胞燃烧后缩小体积，最后达到瘦身的目的。操作期间需防出现过热烫伤、不适反应等情况。

（九）肥胖的预防与调摄

　　肥胖在人的一生中有三个时期最明显：即婴幼儿期、青春发育期及中老年期，女性还有妊娠期及产后期。脂肪细胞的生长在婴幼儿期是最多最快的，因此预防肥胖要从婴幼儿期就开始，如果婴幼儿期肥胖，体内的脂肪细胞数目就相对正常体重的孩子多，在以后发生的肥胖概率就比较大，也为今后的心脑血管、代谢性等疾病埋下伏笔。因此，不要认为小孩肥胖是健康可爱，家庭喂养好的表现，也不要认为成人肥胖无关紧要。肥胖是严重危害健康的危险因子，在疾病（糖尿病、冠状动脉粥样硬化性心脏病、脑血管疾病、高血压、高脂血症等）发生中起着或为病因、或为诱因、或为加重因素、或兼而有之的作用。对于肥胖，一定要引起重视，必须积极预防与治疗。

1. 先天预防

　　对肥胖的育龄人群来讲，育前进行中医体质调理，进行减肥可降低肥胖体质遗传。

2. 后天预防调摄

　　肥胖的后天预防调摄主要从饮食、运动、生活习惯和情志等方面入手。

　　饮食方面：不吃宵夜，不暴饮暴食，不摄入过多高热量食品（如汉堡包、热狗、炸鸡、甜点等），同时也不能偏食、挑食、多食。不良饮食习惯可导致营养过剩或维生素缺乏，引起肥胖。

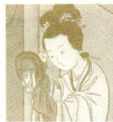

生活习惯方面：要从思想上提高预防肥胖的意识，做到不以车代步，不长时间看电视、电脑、手机等电子产品，减少久坐久卧不良习惯。

运动方面：各种运动方法对维持良好的体型体重均有帮助，但运动的内容应以能长期坚持进行为宜。对于儿童运动减肥尤其应注意树立其对完成运动的信心，并注意安全运动和创造良好的运动设施条件。

情志方面：保持良好的心情，做到身心愉快，使机体各项生理功能正常运行。

第三节
乳房的美容保健

一、概述

女性乳房是女性重要的第二性征之一，集审美器官、哺乳器官和性器官于一体，代表了生命、青春、爱情和力量，是女性美的必备条件，一个丰满而富有弹性的乳房是女性具有妩媚和良好体型的象征，是女性特有的曲线美的主要标志。

（一）乳房的美学标准

我国美学及美容专家认为，东方人乳房美的标准是：①外形丰满、匀称、挺拔、柔韧而有弹性，呈半球形或小圆锥形。②乳房位置对称，位于第 2～6 肋之间；附着于两侧胸大肌筋膜上、胸骨缘与腋前线之间。③乳房基底面直径在 10～12cm，从基底面至乳头的高度为 5～6cm。④乳头应突出，略向外偏，位于 4～5 肋间水平。乳头到剑突的距离为 11～13cm，或距离胸骨正中线 10～10.5cm；两乳头间距离为 22～26cm，两个乳头与胸骨切迹成一个等边三角形。乳晕直径为 3.5～4.8cm，未孕的乳晕为玫瑰红色，孕后色素沉着为褐色。

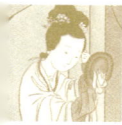

西方人的营养结构和身体素质与中国人不同，西方女性的胸部明显要比中国女性的丰满，中国女性切不可盲目追风，应考虑自身的特点，乳房应以不大不小，但紧实、柔韧、健美，具有中国传统的含蓄之美为美。内界为胸骨旁线，外界为腋前线，长在这个位置的乳房让人觉得恰到好处，端庄典雅，温柔可人。中国人传统的审美观多重视中正平和之美，这种生长位置也是极其符合中国人中庸之道的美学观点的。乳房位于第五肋骨以上者，略高于标准位置的乳房让人看来觉得有朝气、有精神、有活力；而乳房位于第五肋骨之下者，与高位乳房给人的感觉相反，无论它丰满与否，因它总是有种低垂感，令人觉得没有朝气。

（二）乳房的解剖组织结构

乳房主要由皮肤、乳腺、脂肪和结缔组织构成。乳腺被脂肪组织隔成 15 ～ 20 个束状乳腺叶，每一腺叶分成若干个腺小叶，每一腺小叶又由 10 ～ 100 个腺泡组成。腺泡紧密地排列在小乳管周围，它的开口与小乳管相连。乳腺组织比例很小，而脂肪和结缔组织则是乳房轮廓的主要基础，其间含丰富的血管和淋巴管，是营养的通路，脂肪组织包绕在乳腺周围，脂肪量的多少决定了乳房的大小。孕妇及哺乳期腺体发育最盛，乳房增大，向前突出或下垂；乳晕扩大，色加深，乳房皮肤表面可见静脉扩张。绝经后卵巢停止活动，乳腺体积和脂肪均退化萎缩，而代之以纤维组织。

（三）乳房的生长发育与衰退及生理周期

1. 乳房生长发育过程

女性乳房发育过程可大致分为 5 期：第一期（1 ～ 9 岁）青春期前，乳房尚未发育。第二期（10 ～ 11 岁）乳房发育初期，乳头下的乳房胚芽开始生长，呈明显的圆丘形隆起。第三期（12 ～ 13 岁）乳房变圆，形如成人状，但仍较小。第四期（14 ～ 15 岁）乳房迅速增大，乳头、乳晕向前突出，形如小球。若还与 13 岁时差不多就要找找原因。第五期（16 ～ 18 岁）形成正常成人的乳房，乳头、乳晕的小球与乳房的圆形融

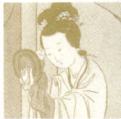

为一体。

2. 乳房的周期变化（大、小周期）

（1）大周期（指全年龄周期，分为 7 期）

婴幼儿乳头期——乳房未发育，只有乳头。

青春乳房萌芽期——这是女性乳房发育的起步阶段，乳头周围的区域开始膨胀变大，这阶段月经开始初潮，阴毛逐步萌发。

青春乳房成熟期——随着年龄增长，乳房的尺寸继续缓慢增加；在这个阶段，乳房和乳晕周围的组织明显隆起，胸部呈现圆锥形。

成年乳房顶峰期——二十五岁所有的生长过程都已结束，身体的条件达到了顶峰。25 岁阶段乳房的饱满度、弹性和光滑度处于最佳状态，此时虽然乳房的重量比以往增加了，但还没有在重力作用下造成下垂。

育龄乳房变化期——妊娠中在雌、孕激素刺激下，乳腺组织增长膨胀；哺乳期在催乳素作用下乳房体积重量进一步增加，重力性下垂开始出现，乳房下方形成暗藏褶皱。断奶后，激素撤退，乳房恢复原样或较育前缩小、松弛、下垂。极少部分女性妊娠二次发育增大的乳房，在产后能够维持下来。

绝经乳房萎缩期——随着年龄增大，乳房逐渐松弛、下垂、萎缩，乳房皮肤皱纹增加，退化速度因人而异。更年期雌激素骤降，乳房萎缩加快。少数乳房较丰满紧实的女性在更年期之后仍然保持较好。

老年乳房吸收期——乳房全组织萎缩吸收，基本平坦。

（2）小周期（月经周期）

乳房在月经周期中的反应，经前受雌孕激素高峰刺激，乳房会膨胀些，或伴有胀痛。经期与经后激素骤降，乳房状态恢复原样，排卵期后逐渐开始新一轮膨胀。

3. 其他因素的影响

睡眠不足，疲劳，情绪忧虑，营养不良等，乳房的饱满紧实度会下降；热恋，运动，食补，睡得好等，乳房会充盈些。

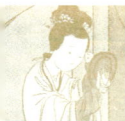

（四）乳房的生理功能

从医学角度，乳房的生理功能主要有两方面：

1. 哺乳

哺乳是乳房最基本的生理功能。乳房是哺乳动物所特有的哺育后代的器官，乳腺的发育、成熟，均是为哺乳活动做准备。在产后大量激素的作用及婴儿的吸吮刺激下，乳房开始规律地产生并排出乳汁，供婴儿成长发育之需。

2. 性征与性功能

乳房是女性第二性征的重要标志。一般来讲，乳房在月经初潮之前2～3年即已开始发育，也就是说在10岁左右就已经开始生长，是最早出现的第二性征，是女孩青春期开始的标志。拥有一对丰满、对称而外形漂亮的乳房也是女子健美和性感的标志。不少女性因为对自己乳房各种各样的不满意而寻求做整形手术或佩带假体，特别是那些由于乳腺癌手术而不得不切除掉患侧乳房者。这正是因为每一位女性都希望能够拥有完整而漂亮的乳房，以展示自己女性的魅力。因此，乳房是女性形体美的一个重要组成部分，具有突出的审美功能。此外，乳房还是参与性活动的重要器官。

（五）乳房健美的要素及条件

1. 组织结构与功能正常，没有疾病。
2. 轮廓大小、位置、形状正常，适中而美观。
3. 组织饱满、充实、富有弹性、充满活力。
4. 皮肤光滑细腻紧致，乳晕、乳头美观。

二、乳房常见的病理、损美问题及其病理机制

（一）乳房常见的病理与损美问题

1. 常见乳房疾病

常见乳腺小叶增生、乳腺纤维瘤、乳腺癌、乳腺炎、乳晕腺炎等疾

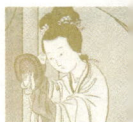

病，涉及内分泌失调、炎症、肿瘤等病理。

2. 常见乳房损美性、症状性问题

包含乳房发育不良、乳核过早发育、乳房过早萎缩或松弛、巨乳症、乳头内陷与过大、溢乳、胀乳、泌乳障碍、乳房皮肤粗糙等症状，病理涉及乳房生长发育、衰退、代谢、机能失调等异常。本节主要针对乳房损美性问题的美容保健。

（二）乳房的生理病理机制

西医学认为，乳房发育、生理周期与病理变化主要受雌激素的刺激，因此乳房的健康状态及损美性表现与激素分泌正常与否关系密切，同时也与遗传、年龄、饮食营养、哺乳习惯、情绪等有关。重病、过度减肥、护理不当（如胸罩尺码不符，穿戴方法错误）等因素会造成乳房营养不良。

中医认为女性乳房的生理与五脏均有关系，其中与肝肾脾胃关系最为密切。肾的先天精气化生的天癸主乳房生长发育与衰老，肾为先天之本，肾的先天精气与乳房的大小、线条密切相关；脾为后天之本，脾胃化生的水谷之气主乳房气血濡养；肝与冲任脉的藏血和疏调气机共主乳房的气血充盈与疏泄；循行于乳房的肝经、胃经、肾经、任脉等经络，发挥对乳房的气血输送与调节。因此，脏腑气血与经络的功能是乳房健美的生理基础，脏腑经络功能的失调是乳房病理的根源。

以下着重讨论中医对乳房病机的认识：

1. 常见的病机

（1）先天禀赋不足　导致乳房发育不良，早衰。

（2）脾胃弱，气血亏　导致乳房松弛下垂、萎缩，乳汁缺少。

（3）肝失疏泄，气滞血瘀　导致乳房胀痛、泌乳不畅、乳腺增生、纤维瘤。

（4）肝肾亏损，阴阳两虚，气血衰退　导致乳房萎缩、早更、早衰。

（5）痰瘀搏结　导致乳腺癌风险。

（6）湿热风热郁结　导致胀乳、乳痈（乳腺炎）。

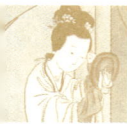

2. 主要病机分析

（1）肾精不足 《黄帝内经》云："女子……二七而天癸至……七七……天癸竭……形坏而无子。"肾为先天之本，女性乳房的发育与丰满的基础首先取决于肾中精气的盛衰。若先天禀赋充足，则乳房丰盈而有弹性；若素体虚弱，或年事渐高，则乳房低平、缺乏弹性、松弛、萎缩。

（2）脾胃虚弱 脾胃主运化，为后天之本、气血生化之源，足阳明胃经循行正贯乳房。脾胃健运，气血生化有源，则乳房饱满健美；反之，气血不能正常运行，营养状况较差，则胸部瘦削，乳房欠丰盈。

（3）肝失疏泄 肝藏血，主疏泄，女子乳头属肝，足厥阴肝经布胸胁，绕乳头而行。肝血不足则产妇乳少；情志抑郁，肝气郁结则见乳房胀痛或结块。只有肝气条达，脾胃功能强健，才能促进乳房健美。

（4）冲任不调 冲脉、任脉均起于胞中，任主胞胎，冲脉为"血海"，调节十二经气血，可以促进乳腺的发育。如果冲任失调，血不归经，胞宫乳腺失于濡养，则可导致乳房损美现象及乳房疾病的发生。

三、诊断

（一）病证诊断

1. 乳房发育不良

主要有乳房不发育、小乳房、乳房不对称三种情形。表现为胸部平坦，乳房缺少脂肪，触诊没有明显的腺体组织，乳房左右不对称，更平坦的一侧伴有胸大肌发育不良。乳头发育可正常。乳房自发育到丰满的时期一般在 10 ～ 18 岁阶段，此阶段乳房没有长大即为乳房发育不良。

2. 乳房松弛下垂

乳房因弹力纤维、韧带结缔组织、腺体及脂肪萎缩，失去弹力、张力和衬托而表现为松弛下垂。没有下垂的乳房其乳头位于乳房下皱襞之上，而下垂乳房其乳头则位于乳房下皱襞之下，下垂得越严峻，则位置越低。

3. 乳房萎缩

女性随着年龄的增大，体内雌激素分泌降低，乳房支持组织减少，就

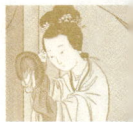

会出现乳房萎缩的表现。乳房中的腺体、结缔组织、脂肪等组织全盘降解、萎缩，乳房逐步缩小，到老年阶段乳房组织可全部萎缩。如果青壮年女性出现显著的乳房萎缩，属于乳房早衰，是不正常的。

4. 乳头内陷与巨乳头

乳房发育后反而乳头内陷短小，可能导致哺乳障碍。巨大乳头可能由于乳头发育生长异常，或哺乳吸吮及乳头炎症刺激等引起，既影响美观也有可能影响哺乳。

5. 巨乳房

乳房发育生长过大形成巨乳症，主要是影响身材比例的协调，并给穿衣、运动带来不便。可能与发育期过食含激素或刺激激素分泌的食品与药物有关。

（二）原因诊断

1. 内因

引起乳房发育不良、松弛下垂与萎缩的内部因素，包括遗传、年龄、激素分泌、营养水平、身体虚弱、脏腑气血机能衰退、房事过度、失眠、情志不调、反复流产、生育哺乳、过度减肥、药物副作用及疾病等。如在乳房的发育期营养摄入比较全面，能够支持乳房发育所需的营养要求，那么乳房会发育得比较圆润、饱满；反之，则会出现乳房发育不良、乳房平坦的情况。如果存在内分泌问题，也会影响乳房的发育。比如雌激素偏低的女生，乳房发育得比较小；反之，乳房会发育得比较丰满，甚至过度发育。年龄增大后各种机能都有所减退，内分泌机能同样下降，导致中老年女性乳房下垂萎缩。

2. 外因

日常不良习惯、护理不当（如束胸过度）会阻碍乳房发育生长。长期面朝下睡眠，女性乳房组织会受到过多挤压，乳房血液循环不良，导致乳房皮肤松弛，乳房变形外扩，提前老化。哺乳时间超长会影响乳房修复。运动不足、胸肌缺少锻炼会使乳房的血液循环不良、弹性下降。过度运动，如游泳等职业运动员会使乳房脂肪组织被吸收。

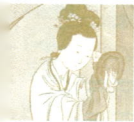

（三）中医证型诊断

针对乳房发育不良、松弛下垂与萎缩的辨证，主要有以下两个证型：

1. 肾精不足型

乳房低平，或过早出现萎缩、松垂。伴腰膝酸软，眼袋黑眼圈，面色不华，性欲低下，疲乏，精力不足，健忘。舌红、苔薄，脉弱尺沉。

2. 脾胃虚弱型

乳房低平，或过早出现萎缩、松垂。伴纳呆，食欲欠佳，面色萎黄，皮肤松弛，四肢无力，易疲乏。舌淡、苔白，脉弱。

其他乳房病理依据证候表现与病因病机分析予以辨证诊断。

四、健胸塑形的概念与机理

（一）健胸塑形的概念

1. 健胸

健胸指应用药物、理疗与养生等非手术隆胸的一系列治疗保健方法，维护乳房的健康和丰满美丽。

2. 乳房塑形

乳房塑形指针对乳房发育不良，乳房丰满与弹性不足或下降，松弛下垂，萎缩等乳房审美缺陷，按照乳房健美的目的要求而采取的措施。

3. 隆胸、健胸与丰胸名词概念的区别

通常，隆胸专指通过假体植入、脂肪移植等手术达到乳房丰满目的的方法；健胸指应用非手术技术达到乳房健康而丰满目的的方法；丰胸指非限定的使乳房丰满的所有技术方法。

（二）健胸塑形的机理

采取营养、食疗、理疗、中药、运动等措施进行健胸，其机理是通过增进乳房组织的营养、循环，调节激素内分泌等途径，发挥局部与整体作用，实现乳房脂肪细胞、成纤维细胞、胶原蛋白、韧带结缔组织、乳腺组

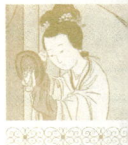

织的保护和促进，从而达到乳房健康与丰满紧实、丰韵美丽的目的。

中医理论：通过补益精气血能够增进乳房濡养；通过从先后天之本入手调理脏腑功能，突出调节肝肾与脾胃功能，促进乳房健美。

五、乳房健美的防治管理

（一）防治原则

乳房健美的防治原则应遵循以下指导思想：

1. 贵在预防，早介入、早干预、早保养。
2. 贵在坚持保养。
3. 先天不足后天及时追补。
4. 重视乳房健康与乳房丰满兼顾而不可或缺的理念。
5. 手术与注射隆胸有一定风险，应在健胸措施不能满足时考虑采用。
6. 健胸方法促使乳房增大对发育期少年的干预有一定效果，对成年人应以抗松弛、抗萎缩与维护乳房饱满和健康为主要目标。
7. 健胸塑形必须局部与整体、外护与内调兼顾方能获得最佳效果。
8. 对于乳房组织过早发育，在 7 ~ 9 岁出现乳核增长并疼痛的儿童，属于内分泌异常现象，应予以干预，以避免乳房发育生长不良。通常采用中医疏肝理气兼补益肝肾治法，选逍遥散加减，可消除异常现象。

（二）防治目标

1. 维护乳房健康

重点管理乳腺增生，预防乳腺癌。其次维护哺乳功能，预防乳腺炎等。

2. 维护乳房健美

（1）干预乳房早发育、发育不良与早萎缩。

（2）维护和促进乳房丰满、紧实弹性和皮肤光滑，避免或延缓乳房过早松弛、下垂、萎缩及皮肤皱纹、粗糙等。

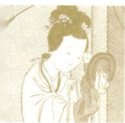

（三）护理与治疗

1. 外用产品护理健胸

（1）涂抹健胸　应用胶原蛋白、胎盘多肽、维生素 E、中药精华液等制剂，经常或每日涂抹乳房周围皮肤，可结合按摩、刮痧、体膜促进健胸活性成分吸收，发挥营养、活血等丰胸功效。雌激素、孕激素等药物有助乳腺组织、乳房脂肪生长，但外用含激素丰胸产品会引起月经紊乱、刺激乳腺增生等副作用，一般不予以采用。

（2）敷膜健胸　每周一次，应用健胸中药体膜、营养蜡膜在乳房局部敷膜，卸膜后涂擦健胸膏、精华素。乳腺增生与乳腺炎应用的中药体膜处方与丰胸有显著不同。

2. 药物内服健胸

口服羊胎素胶囊、胶原蛋白粉、维生素 E 胶囊、维生素 A，与微量元素锌、硒制剂，有助乳房营养、增强乳房弹性。内服补益气血、滋补肝肾、补益脾胃的中药能够促进乳房丰韵紧实，可选用八珍汤、左归丸、右归丸、人参养荣汤、归脾丸等中成药或汤方加减。

3. 饮食与药膳健胸

选择富含脂肪、胶原蛋白、维生素 A、维生素 E 和锌、硒的食物，或具有雌激素样作用，以及促进卵巢内分泌的药食两用食品，如葛根、木瓜、黄芪、紫河车、蛤士蟆油、核桃等，有助乳房饱满、结实，对维护乳房健美有重要的作用。制作成综合性功效的药膳，健胸效果更加显著。

健胸药膳举隅：

（1）海带炖鲤鱼（《美容营养学》）

原料：鲤鱼 1 条，猪蹄 100g，海带、花生、豆腐丝、葱、姜、盐、糖、酒适量。

制法与用法：先用油、盐爆炒猪蹄、海带、豆腐丝，然后加入花生、盐、糖、酒炖 1 小时，最后将姜、葱和煎炸过的鲤鱼放入炖半小时，经常食用。

功效：补肾填精，美乳丰胸。适用于肾精不足型。

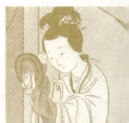

（2）健乳润肤汤（《美容营养学》）

原料：猪肚 1 个（约 1kg），芡实 30g，黄芪 20g，白果肉 60g，腐皮 30g，葱段、精盐、花生油各适量。

制法与用法：将整个猪肚用粗盐及油擦洗干净，把猪肚、芡实、黄芪、白果肉一同放入砂锅内，加适量清汤共煮沸 30 分钟，再放入腐皮、葱段，熬 1 ~ 1.5 小时，直至汤变成奶白色即可食用。

功效：健脾益胃，补身丰乳，美白养颜。适用于脾胃虚弱型。

4. 运动健胸

运动与健身能够促进乳房血液循环，增加乳房营养内供和组织活力，强健胸大肌。

5. 针灸健胸

毫针、穴位埋线、艾灸、水针、耳针等，能够促进气血运行、提升紧实度，经穴效应整体增强脏腑机能。

（1）毫针针刺或艾条灸或手指点穴

[适应证] 适宜乳房诸多状态的保健或治疗，根据患者依从性与医生判断选用。

[选穴]

基本穴：库房、膺窗、膻中、神封、乳根。

辨证配穴：脾胃弱气血亏配足三里、中脘、脾俞、胃俞；肝肾亏虚配关元、太溪、太冲、肝俞、肾俞；肝失疏泄、气滞血瘀、痰瘀搏结配期门、归来、内关、足三里、太冲、膈俞；湿热风热郁结配丰隆、行间、内庭、曲池、肺俞。（乳腺炎需避开脓肿部位。）

[针法要点] 胸部注意针刺深度，一般顺肋间隙向外斜刺 0.5 ~ 0.8 寸。留针 30 分钟。

[疗程] 治疗每 1 ~ 3 天 1 次，3 个月为 1 疗程。预防保健每 1 ~ 2 周 1 次，长期保健。

（2）穴位埋线

[适应证] 成年乳房保健，根据患者依从性与医生判断选用。

[选穴]（不适宜应用乳房局部穴位）

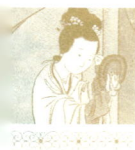

脾胃弱气血亏：足三里、中脘、脾俞、胃俞。

肝肾亏虚：关元、气海、肝俞、肾俞。

肝失疏泄、气滞血瘀：阳陵泉、丰隆、支沟、气海、膈俞。

[疗程] 每2周1次，6次为1疗程，每年2～4个疗程，避开月经期。

（3）穴位注射

[适应证] 乳房发育不良与乳房保健，根据患者依从性与医生判断选用。药物过敏者禁用。

[针剂] 胎盘组织注射液，黄芪注射液等。

[选穴]

基本穴位：库房、膺窗、神封、天池。

脾胃弱气血亏：足三里、中脘、脾俞、胃俞。

肝肾亏虚：关元、气海、肝俞、肾俞。

肝失疏泄、气滞血瘀：阳陵泉、丰隆、支沟、气海、膈俞。

[疗程] 每周1次，10次为1疗程，每年2～4个疗程，避开月经期。

（4）耳针

[适应证] 乳房保健与乳房疾病治疗。

[选穴] 主穴：内分泌、胸、内生殖器、肾、皮质下、脾。配穴：胃、肝、肺、心、盆腔。

[方法] 常规消毒，在一侧耳郭穴位上埋入揿针，用胶布固定。每天按压3～4次，每次1分钟，以加强刺激。秋冬季留针5天，春夏季留针3天。然后换另一侧耳郭，15天为1疗程。也可采用耳穴压丸法。

6. 推拿推油健胸

（1）适应证　适宜乳房保健或治疗，根据患者依从性与医生判断选用。

（2）健胸按摩的作用　手法及健胸按摩介质可增进乳房气血运行和营养，激发足阳明胃经、足厥阴肝经、足少阴肾经与任脉对乳房的调节作用，促进乳房丰韵与紧实，延缓乳房萎缩、松弛、下垂。现代研究认为，按摩能加速乳房血液循环，刺激脂肪细胞的生长和增大，同时能修复松弛的纤维组织，增强乳房组织细胞活力，提高乳房与体内雌激素的应答水平，刺激腺泡充盈涨大，提高乳房的高度、弹性，使胸部丰满、坚挺。

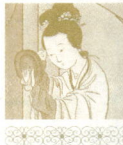

（3）健胸按摩的手法步骤　局部皮肤用洗面奶清洁后，先以润白霜涂于乳头乳晕处加以隔离，再取适量丰胸按摩膏用手轻擦于乳房范围及周边局部皮肤（不涂及乳头），先做轻柔舒缓动作后做以下按摩步骤，总约30分钟。

①划圈：双手双侧由外往内划圈，适当着力。重复15～20遍。

②揉圈：中指与无名指指腹绕乳房由外往内深揉乳腺组织。

③点压穴位：以拇指或中指点压，停留3秒钟，手感要求渗透、酸胀而不痛。任脉由下至上压，其余顺肋间隙由外往内，由下至上次序。穴位如下：

任脉：鸠尾、中庭、膻中、玉堂、紫宫、华盖、璇玑。

六肋间隙：大包、期门。

五肋间隙：食窦、乳根、步廊。

四肋间隙：天溪、天池、神封。

三肋间隙：胸乡、膺窗、灵墟。

二肋间隙：周荣、屋翳、神藏。

一肋间隙：中府、库房、彧中。

锁骨下：云门、气房、俞府。

④推经络线与肋间隙：由下往上竖推经络线后，由外往内横推肋间隙，纵5线横7线，各线重复数遍。

⑤上提抹推：双手于单侧由下往上提抹，着按于锁骨下，穿插着于肩井穴处，重复一侧5分钟。

⑥提拿：双手提拿乳房10余次。

⑦掌揉：双侧掌心托按乳房中部及四周，由外往内揉摩20～30遍。

⑧弹拿：似面部按摩弹拿与弹面颊两种动作。

⑨结束动作：轻震、轻抚。

（4）疗程　治疗每1～3天1次。预防保健每1～2周1次，不限疗程。

7.仪器物理健胸

（1）适应证　适宜乳房保健，根据患者依从性与医生判断选用。

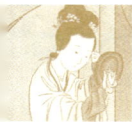

（2）仪器　罩杯机是负压促进循环原理。脉冲贴片健胸仪是生物电刺激活化细胞原理。红外灯是热疗扩张血管原理。都具有促进循环，增加组织代谢功效。

（3）疗程　每1～2周1次，不限疗程。

（四）预防与调摄

1. 避免睡眠过少、疲劳过度、情志不畅、房事不节等不利乳房组织健康的精神与生活状态。

2. 注意胸肌的锻炼。东方女性乳房偏小，锻炼胸大肌和胸部浅筋膜，可以改善乳房下垂而使之更坚挺、更饱满和更有型。如俯卧撑及单、双杠运动，或每天早晚深呼吸数次。也可游泳，因游泳能通过水的压力对胸部起到按摩的作用，有助于胸肌均匀发达。

3. 适当摄取热量高及对乳房发育有益的食物以增加胸部的脂肪量、提高胸部的丰挺度。

4. 因为女性体内的雌激素在运动和睡眠时分泌增多，故生长发育旺盛的青春期女性应当保证充足的睡眠。

5. 佩戴合适的胸罩，以托起乳房。劳动、运动和其他原因引起的乳房剧烈震动时必须佩戴，有乳房下垂者尤应注意。也要注意胸罩不宜过小过紧。

6. 哺乳期妇女采用正确的哺乳姿势，以避免乳房下垂。

7. 防止身体肥胖引起的乳房肥大下垂，防止过度节食减肥导致乳房松弛萎缩。

8. 做好产后哺乳期与断奶后的乳房保健和修复，尤其是断奶后需及时采取乳房修复的外护与内调措施，拖延则难以修复，可能出现乳房迅速萎缩、松弛。

9. 保持心情舒畅，避免乳房的外力撞击。情绪波动，如烦躁不安、急躁易怒、抑郁忧虑等，会加重乳房的负担和血液循环，导致乳房的异常。乳房遭外力撞击造成乳房组织损伤，可导致脂肪降解。

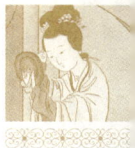

主要参考书目

1. 何黎，刘玮. 皮肤美容学［M］. 北京：人民卫生出版社，2008.

2. 何黎. 美容皮肤科学：第2版［M］. 北京：人民卫生出版社，2011.

3. 何黎，郑志忠，周展超. 实用美容皮肤科学［M］. 北京：人民卫生出版社，2018.

4. 陈友义. 医学美容应用技术技能［M］. 福州：福建科学技术出版社，2017.

5. 张信江，边二堂. 医疗美容技术［M］. 北京：人民卫生出版社，2011.

6. 刘宁. 中医美容学［M］. 北京：中国中医药出版社，2006.

7. 刘宁，吴景东. 美容中医学［M］. 北京：人民卫生出版社，2012.

8. 陈丽娟. 皮肤医学美容学［M］. 北京：中国中医药出版社，2020.

9. 威廉·H·特鲁斯韦尔. 激光美容与皮肤年轻化抗衰老方案［M］. 沈阳：辽宁科学技术出版社，2020.

10. 王建. 美容药物学［M］. 北京：人民卫生出版社，2010.

11. 刘华钢. 中药化妆品学［M］. 北京：中国中医药出版社，2005.

12. 林俊华. 美容营养学［M］. 北京：人民卫生出版社，2010.

13. 李红阳. 医学美学教程［M］. 北京：中国中医药出版社，2006.